PENDULUM HEALING

Circling The Square Of Life To Improve Health,
Wealth, Relationships, And Self-Expression

靈擺療法

召喚健康、金錢、親密關係、理想工作

艾力克・杭特 博士 *Erich Hunter*——著 王慧芳*Rita*——譯

我想感謝幾位協助完成這本書的人。

首先要感謝我的妻子塔拉（Tarra）對這個企劃案所給予的愛和支持。

接著，我要感謝對本書初稿提供回饋意見的審稿人：雪倫・卡斯博森（Sharron Cuthbertson）、喬治娜・霍爾（Georgina Haul）、瑪麗安・霍夫曼（Mariann Hoffmann）和穆罕默德・阿杰馬勒・賽義德（Muhammad Ajmal Syed）。

目錄

【譯者序】神奇、快速又有效的靈擺療法 8
【作者序】用靈擺轉出你的圓滿人生 11
第一部 理論篇 17
1 何謂靈擺療法：定義、原理和用途 18
2 如何選擇療癒用的靈擺：形狀、材質和測試方法 21
3 使用靈擺的基本要點：放置位置、擺動和旋轉方向 26

4 靈擺的療癒頻率：能量感應色表的用法和用途 31
5 面對面療癒和遠距療癒：使用的方法和效果 46
6 療癒的最佳時機與最佳頻率：判斷的方式 50
7 靈擺療癒的基本程序：十個重要步驟 53
8 快速緩解疼痛的實例：輕微燒燙傷 67
9 療癒後，若檢測讀數沒有任何改變，怎麼辦？ 70
10 療癒者的道德規範：四項建議 73
11 如何撰寫療癒報告：各項細節說明 77

第二部 應用篇 85

1 財富：創造豐盛和富足 86
2 自我表達：提升生命力、自我意識和勇氣 106
3 關係：從愛自己開始 120
4 靈擺療癒的魔法原則：超然看待療癒結果 136
5 大哉問：靈擺真的可以療癒你嗎？ 140
6 靈擺療法的科學原理：兩項涉及的議題 150
7 靈擺療法的力量：四個基本要素 156
8 靈擺指令的構成：話語的力量 163

9 沒有靈擺時：一個有效的替代方法 169

10 靈擺療癒的進程：十個階段 172

【附錄1】常見問題Q＆A 180

【附錄2】靈擺療法所使用的執行圖表 222

【附錄3】造成疾病的原因 244

【附錄4】線上課程簡介與學員回饋分享 250

【附錄5】靈擺療法台灣個案分享 253

【附錄6】療癒報告完整表格 272

【附錄7】靈擺指令索引 274

後記 278

【譯者序】
神奇、快速又有效的靈擺療法

二〇〇八年當我開始走上自己的靈性道路時，就與靈擺結下了不解之緣。當時我非常熱衷於水晶療癒，所以瘋狂地蒐集各種不同的礦石，學習如何將礦石和水晶靈擺連結起來做能量療癒。後來在我開設「馬雅心能量」課程時，也會教大家如何使用水晶靈擺。然而這一、兩年來，不知為何，我不再喜歡使用水晶靈擺，取而代之的是木質靈擺。我總會隨身攜帶它，用來調整身體能量和探測，效果總是令人嘖嘖稱奇。

二〇一七年初，因爲家中高齡十六歲的哈士奇犬 Reno，我才第一次接觸到所謂的靈擺療法。記得 Reno 要往生前的兩個月，我的電腦意外跳出一本關於靈擺療法的書，作者是生物學博士艾力克．杭特（Erich Hunter）。一般人對靈擺的印象都是探測占卜，很少看到將靈擺運用於療癒上。

我發覺這本書很有趣，就馬上在亞馬遜網站訂購了電子書，當天就迫不及待的看完了。多年來我一直將水晶靈擺運用在療癒和調整能量，同時也用來探測。但看了杭特博士的書才發覺，靈擺可以使用在很多地方，但他認爲用於療癒的靈擺最好使用木頭和黃銅材質，並且以特定的幾何形狀製作而成，因爲這類靈擺會一直不斷地放電並自動淨化，使用後負面能量無法附著，這點不同於水晶靈擺需要時時淨化。他特別推薦一款名叫 ISIS 的靈擺，它是根據埃及的生命之鑰——安卡（Ankh）所設計，最適合用於療癒。

在 Reno 生命的最後兩個月，不僅精神狀況不佳，也沒有食慾，我每天都用靈擺療法幫牠療癒，每次做完後便可看到牠的精神明顯提升。今年舊曆年假時，我們全家在不丹旅行，Reno 被緊急送醫治療，獸醫檢查後表示牠的腎衰竭指數已經破表，時日不多了。我在不丹每天幫牠做遠距靈擺療法，等我們回來時，牠的指數竟然恢復正常，可以出院了。雖然最終我無法留下已年邁的牠，但牠用身體讓我見證了靈擺療法的效果。一個月後，牠非常安詳且沒有痛苦的離世了。

後來我又讀了杭特博士另外兩本關於靈擺療癒的書，同時也報名他的線上課程。我越使用靈擺療法，便越覺得它太神奇了，眞是無所不能，簡單、快速又有效。我和許多朋友分享，也得到很好的回應。今年四月爲了紀念Reno，我按照本書的靈擺療法，提供了一〇八個公益個案，全部使用遠距靈擺療法，並將所有款項全數捐給流浪狗保護單位。從個案的回饋，我更肯定了靈擺療法（請參考附錄5的個案分享）。因此我向出版社推薦翻譯此書，我相信此書將可使更多人受益。希望你也能用靈擺轉出圓滿的人生四大目標。如有靈擺療法的相關問題，歡迎來函E-mail : rita50888@gmail.com。

王慧芳（Rita Wang）

【作者序】用靈擺轉出你的圓滿人生

本書的書名是以兩個概念爲腳本，一個是「生活教練」的概念，即人們最感興趣的四大領域：健康、金錢、關係和自我成長。另一個不相關的魔法概念，被稱爲「守望台」，即類似在施魔法圈時，必須召請四方（北、東、南、西）和四大元素（地、風、火、水）。在我的靈擺療癒工作及熱門的線上課程「轉出人生四大目標」中，我幫助人們不使用策略，而是藉著轉動靈擺來實踐這四大領域，因此就成了本書的原文書名。

你可能會問，爲什麼一本療癒書要談到魔法的課題呢？答案很簡單。在人類的歷史中，魔法一直是治療藝術的一部分。自從一九一〇年美國發布《弗萊克斯納報告》❶之後，近一百零五年來，現代醫學完全拋棄了「魔法」、「神祕」、「祕教」

等面向的療法，只爲了符合當前嚴格的唯物主義規範。

不幸的是，現代醫學因噎廢食，在致力於把療癒從藝術轉成科學之際，某些東西也就此遺失了。雖然現代醫學在改善照護和治療方面出現許多奇蹟，但在一些國家（例如，美國），現代醫學卻被列爲第三大死因。有鑑於此，大部分人開始尋求另類療法，因爲醫療系統已不能滿足他們的需要①。

隨著越來越多人開始探究籠罩著「魔法」光環的另類療法，他們正嘗試並探索許多不同的療癒方式，其中，靈擺療法就是一種帶有「神祕」或「奧妙」的療癒方法，可提供給對另類療法感興趣的廣大民眾。

在實際探索靈擺療法的過程中，我洞察到一件事：這個世界上還有許多的事物，是主流醫學界的唯物主義者不願意承認的。

靈擺的作用在於連結人類有限的理解力，特別是意識場域；一旦人類的心智受到影響，實相就會產生改變。它也使我們正確掌握了所有關於能量的知識，至於非區域性的現象，一般則歸在量子物理學範疇。所以，我鼓勵你以開放的學習心態來探索這個領域，規律地練習，你將對結果讚歎不已。

編按：註號○為原註；●為譯註。

❶一九〇九年，亞伯拉罕·弗萊克斯納（Abraham Flexner）在美國卡內基基金會的邀請下，走訪了美國和加拿大的一百多所醫學院，並於一九一〇發表了《美、加醫學教育現況報告》，俗稱《弗萊克斯納報告》，為醫學專業奠定了堅實的科學基礎，並設定了卓越的教育標準。

①Dossey L., Chopra D., Roy R.(2010)，〈基於科學的醫學神話〉（The Mythology of Science Based Medicine），發表於《赫芬頓郵報》。

楔子

曾有一說：完美的人生計畫涵蓋了健康、財富、愛情和完全的自我表達，稱之爲「人生的四大目標」，據稱可帶來眞正的幸福。藉著使用靈擺來旋轉擺動，不但可以增強生活中的這些面向，同時可以讓我們與神性的意志保持一致。

本書關於靈擺的運用，涵蓋了以下四方面：

1. 健康：針對身體健康和療癒他人的方法。
2. 財富：創造富足和繁榮。
3. 愛：加強愛自己，創造更多圓滿的關係。
4. 自我表達：轉變人生道路，顯化理想的工作。

我在此所提出的，不僅僅只是詢問你的靈擺問題，而是一個革命性的療癒系統。在本書中，我將解釋如何把靈擺當作一個實際的療癒工具來運用，藉此讓你的生活迅速產生重大且正面的改變。我會一步一步詳細說明，排除所有的猜測，以確保你能理解並成功運用靈擺。你將會學到扎實的基礎，讓你可以自己獨立持續地實作，並延伸這個工作，把它和你所會的其他療癒方式結合在一起。

我很興奮能與你分享這個系統。我眞心希望此方法能夠對你的生活和世界做出正面的轉變。

第一部
理論篇

1

何謂靈擺療法：定義、原理和用途

靈擺療法，顧名思義是使用靈擺來進行一般人所稱的「能量療癒」或「靈性療癒」。靈擺療法可作用於個案的身、心、靈，促使一個人的健康和生活產生正向的改變。

傳統占卜探測術仰賴靈擺來尋求問題的答案。在靈擺療法中，尋求答案雖也扮演了一個角色，但其重要性卻只占療法過程的一小部分。與其說是利用靈擺在探測圖表上尋求解答，不如說靈擺本身即是一個療癒工具。

此種形式的療法是在二十世紀時於法國與波蘭開始發展，還算相當新穎。目前世界各地施行此療法者並不多，不過人數正逐漸增加中。

靈擺療法的原理是，療癒者使用一種特殊療癒用的靈擺（選擇靈擺的標準將於下一章討論）。接著，療癒者會遵照一套標準程序，藉由靈擺將「能量」和心靈訊息（也稱爲「念力」），傳遞給個案。若療癒者本身可通靈或具有靈視力，即可藉此技能看見個案需要什麼療癒，或借助該能力來提供個案重要訊息，幫助個案得到療癒。

最後，如果療癒者具備其他療癒技能或熟悉其他療法，也可先用靈擺讓個案做好接受該療法的準備，或用來整合並增進其他療法的效果。比方說，在同一療程中，療癒者可從靈擺療法開始，再轉爲靈氣（Reiki）療法、針灸、按摩、水晶療法、或其他任何療法。靈擺療法也可被整合在標準西方醫療中使用。

雖然單獨使用靈擺療法即可產生相當的效果，但靈擺療法的整體效果在於它不但能加速療癒過程，還可與其他療法相輔相成，達到加乘的結果。

靈擺療法的另一用途爲自我肯定。許多療法都採納「肯定法」來產生正向改變，但光靠反覆的口頭肯定是不夠的。諸多肯定法都致力讓個案採取具體的行動（例如，情緒釋放技巧或穴道敲打法）來彌補其不足，或於肯定法之後說某些話語以加強效果。由於靈擺療法是以正向魔法原則爲基礎，你說出來的話便很具有力量，也能在現實世界中產生明顯的改變。由於靈擺療法源自已有千年歷史的古老神祕原理，因而成爲任何類型肯定法中最強而有力的療法。

2

如何選擇療癒用的靈擺：形狀、材質和測試方法

在療癒工作中，選擇正確的靈擺至爲重要。當初我在執筆時，有點難以決定本章該放在哪裡較妥當，因爲要正確選擇靈擺，你需要有一些「能量感應色」的經驗，而這是下一章要介紹的主題。你需要先閱讀下一章，才能完全理解這一章。然而，爲了讓你可以馬上開始，這裡先介紹一些挑選靈擺的一般準則。

靈擺的形狀

靈擺有三種基本形狀：卡納克（Karnak）、伊西斯（Isis）和奧西里斯（Osiris）。但另有多種變化形。卡納克爲子彈狀，可產生綠色的能量感應色。伊西斯具有一串稱爲「電池」的圓碟，沿著縱線向下延伸，能量感應色爲白色。奧西里斯呈碗狀，能量感應色爲綠色。任何靈擺的形狀只要符合這三者其中之一，即是很好的療癒靈擺。

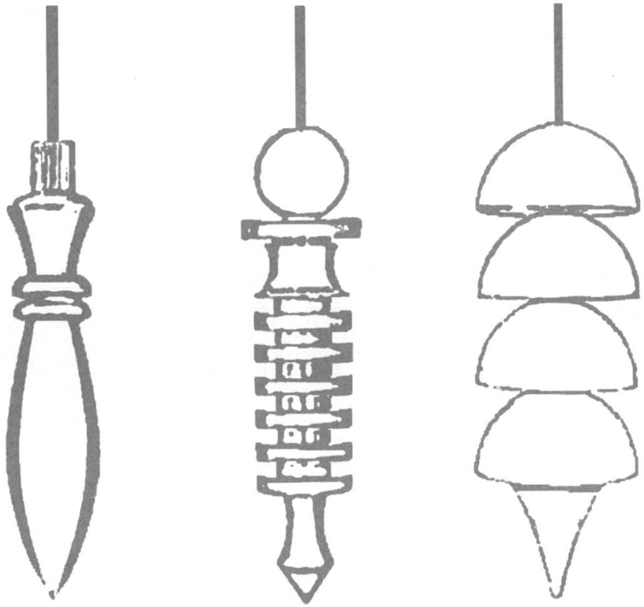

卡納克靈擺　伊西斯靈擺　奧西里斯靈擺

靈擺的材質

1. 根據經驗，靈擺的材質以黃銅和木頭爲最佳。有趣的是，這兩種材質比起水晶（例如，石英）可產生更多的電子，足以說明此兩者作爲靈擺的優越性。
2. 水晶靈擺有時也能起作用，如果你已有一個，不妨試用看看。但根據我的經驗，水晶往往是較不理想的選擇。所以，除非你原本已經有一個水晶靈擺，或者你決意非使用水晶靈擺不可，否則最好是取得形狀看起來如上圖三種的黃銅靈擺或木頭靈擺。
3. 使用於一般用途的靈擺，應該散發出白色的能量感應色。某些專用靈擺則會散發出負極綠色。請閱讀關於能量感應色的章節（參見第四章的說明），以了解該如何選擇。
4. 請確認你對所選擇的靈擺感覺良好。要信任自己的直覺。如果你感覺靈擺很實在，而且讓你有信心，請在能量感應色表上進行測試。如果散發出白色或綠色，請逕行使用。如果測試不出來，或者不知道該怎麼測試，那就給它一個機會，使用看看。倘若產生作用並且獲得正面結果，那就用吧！

檢查靈擺的能量感應色

若從亞馬遜網站或 eBay 購買便宜的靈擺，它可能有效，也可能無效。如果可以，請用能量感應色表來測試。如果靈擺散發出白色或綠色，很好，請使用。如果不是這兩種顏色，請勿用於療癒用途。

你也可以自己做靈擺。用木頭刻一個，或用金屬做一個（例如，用金屬圓柱或螺栓等來製作）。接著只需用色表檢查它的能量感應色爲何即可。

如果你已經有靈擺，但不確定是否能產生作用，請試用一下並觀察結果如何。若是結果良好，請儘管使用。若結果不佳，請將以上所有挑選準則列入考慮，並找到適合你的療癒靈擺。

3

使用靈擺的基本要點：放置位置、擺動和旋轉方向

拿法和放置位置

用拇指和食指捏住靈擺的繫繩，繫繩過長的部分可纏在手掌上。要確保靈擺可以自由擺動，同時仍能牢牢拿住它。

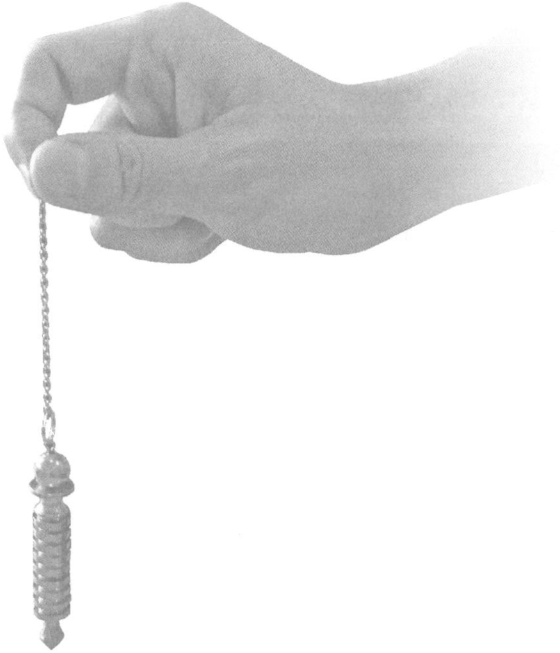

進行療癒時，將靈擺懸於人的身體上方，或懸於寫有個案姓名的見證人卡上方。如果個案本人在現場，你可以將靈擺懸在個案的太陽神經叢區域（位於肋骨下面，略低於左右肋骨下方交會處），或直接懸在需要療癒的區域。如果使用見證人卡，你只需將靈擺懸於卡片上方即可。

靈擺的擺動

如果動作正確的話，靈擺即會開始擺動。如果不動，請輕輕動一下，但是要讓它自行擺動，不可強迫其擺動的方向。

給予／接收／完成

當你說出一個指令之後，靈擺即會繞著圈旋轉。不同的旋轉方向代表了不同的意義。靈擺有兩個基本動作，一是「給予」，也就是有東西加入到你正在療癒的個案身上；二是「移除」，亦即有東西被清理了。

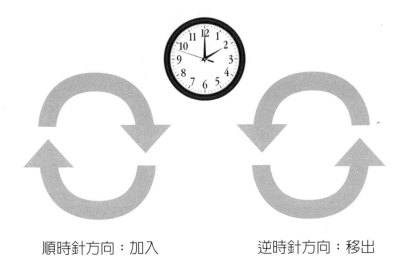

順時針方向：加入　　　　逆時針方向：移出

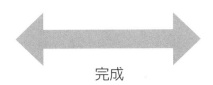

完成

當靈擺以順時針旋轉時，是在「給予」（想像你看著牆上的時鐘，順時針方向表示指針由右向左旋轉）。

當靈擺以逆時針旋轉時，是在「移除」（逆時針方向表示指針由左向右旋轉）。

一旦靈擺完成工作，它會達到平衡並往左右來回擺動。除非你想要，否則不需要記錄並追蹤靈擺給予或移除的過程。重點在於靈擺必須達到平衡（左右來回擺動），因為這表示已完成療癒程序。

4

靈擺的療癒頻率：
能量感應色表的用法和用途

「在物理學上，輻射是指能量以波或粒子的形式通過空間或材料介質向外放射。包括電磁輻射，如無線電波、可見光和x射線；也包括粒子輻射，如α射線、β射線、中子射線；還包括聲輻射，如超聲波、聲音和地震波。輻射也可指向外發射的能量、波或粒子。」①

靈擺療法這門「科學」的先驅——法國科學家修馬利（Chaumery）和貝利札（Belizal）認爲，靈擺可發射出某種形式的電磁輻射。他們建立了一個測量表來描述散發出來的能量，現稱之爲能量感應色表。能量感應色表雖然抽象，但對於靈擺療法卻相當有用，因爲它可以測量靈擺發出的能量並給予相對的名稱，而這種可被檢測到的生物「能量」可用於療癒用途。

①維基百科作者群。〈輻射〉。維基百科，免費的百科。二〇一五年六月二十九日。網路版二〇一五年八月四日。

能量感應色表

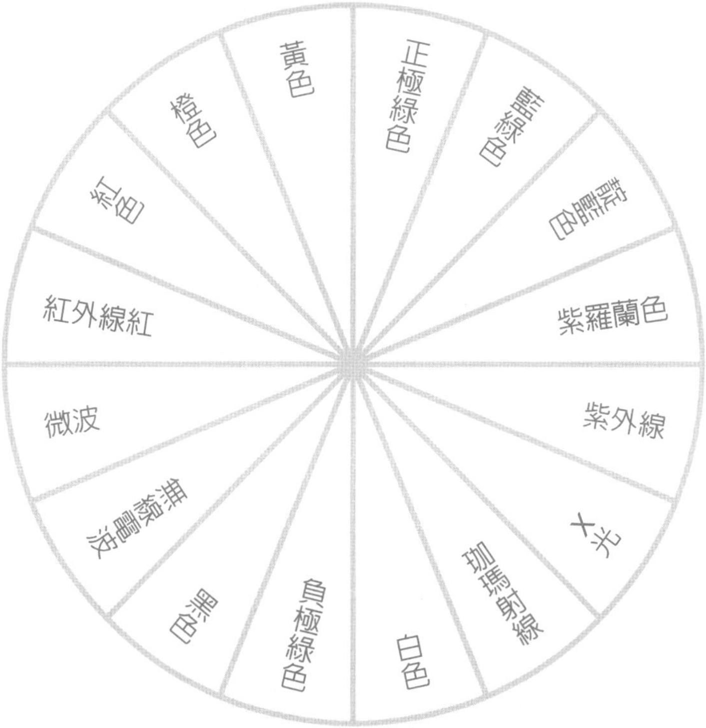

顏色所代表的意義

爲了我們的實用目的，能量感應色表有兩個用途。

第一個目的是檢查我們用來療癒的靈擺的能量感應色。靈擺應具有綠色或白色的能量感應色。

做法是，將靈擺懸於色表上方，然後說出以下靈擺指令：

「我的靈擺是什麼能量感應色？」

然後請你在色表上探測，看看靈擺指示出哪種顏色。大多數情況下，它會在色表的某單一顏色上方劇烈擺動。某些情況下，它可能會指示不只一種顏色。典型的療癒靈擺會指示出白色或綠色。如果靈擺指示的是另一種顏色，就不要將它使用於療癒用途。

第二個目的是確定個案（或身體部位）的能量感應色，然後將顏色轉變成藍綠色。

做法是，將靈擺懸於色表上方，然後說出以下靈擺指令：

「這個人/身體部位是什麼能量感應色？」

「將這個人（或每個細胞、組織、器官）的能量感應色改變為藍綠色。」

藍綠色是表示健康的能量感應色，稍後章節將加以說明。

現在先就有關能量感應色表先做些解釋，重點在於其象徵的實際知識。

在這一章中，我會盡力說明，因爲在某種意義上，對於「能量感應色」這整個概念的合理解釋或實驗方面，可佐證的資料很少。仔細想想，使用「顏色」這個概念確實是滿奇怪的，因爲靈擺發射的顏色是肉眼看不見的。

這種尷尬和缺乏合理解釋的情形，與事實相較，顯得瑕不掩瑜，因爲從實用角度來看，這個概念非常有用，而且使用顏色來幫助記憶，功效極佳。說到這裡，我要說明一下我如何詮釋這個色表，這樣才能對靈擺療癒者有實用價值。

能量感應色表的說明如下：

- **綠色**：表示這個人不健康，或在不久的將來會不健康。
- **黑色和紅外線紅**：表示疾病很嚴重，病入膏肓。
- **紅色、橙色和黃色**：探測一個人的能量感應色時，通常不會出現紅色、橙色和黃色。這三種顏色通常分別代表卵子/精子、胚胎和胎兒的能量感應色。
- **正極綠色**：如果探測一個健康的寶寶、一株健康的植物、或是細胞正在快速生長的人（例如，成長中的青少年），那麼它將是正極綠色。
- **藍綠色**：表示健康狀況極佳。
- **靛藍色、紫羅蘭色、紫外線和白色**：表示不同程度的較佳健康狀態。

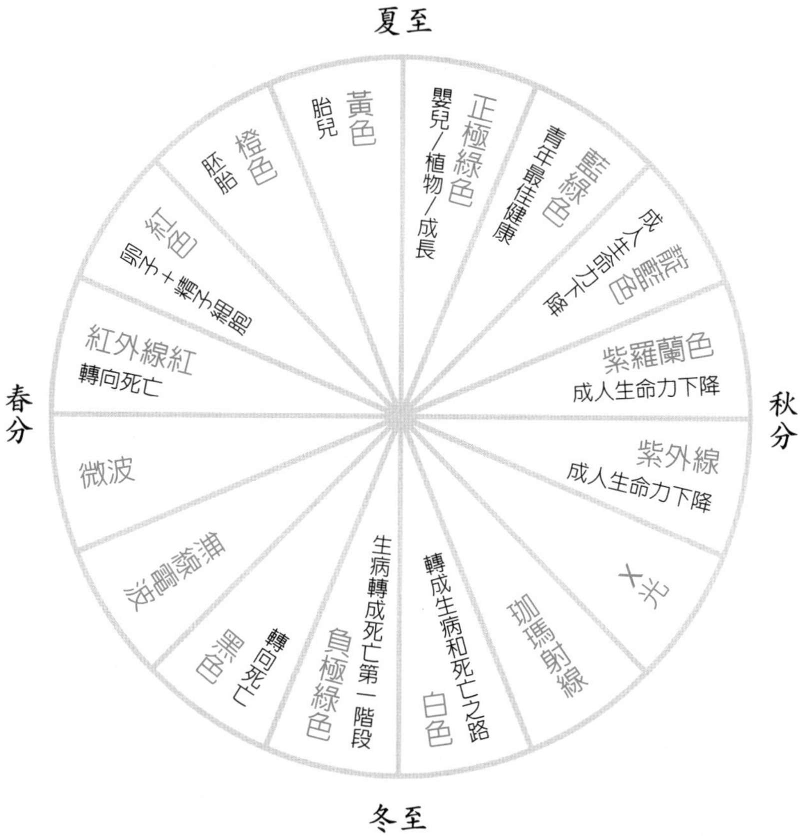
夏至
秋分
冬至
春分
黃色
胎兒
正極綠色
嬰兒／植物／成長
藍綠色
青年最佳健康
靛藍色
成人生命力下降
紫羅蘭色
成人生命力下降
紫外線
成人生命力下降
X光
珈瑪射線
白色
轉成生病和死亡之路
負極綠色
生病轉成死亡第一階段
黑色
轉向死亡
無線電波
微波
紅外線紅
轉向死亡
紅色
卵子＋精子結合
橙色
胚胎

有個生動的方式可將色表具象化，也就是將這十六種「能量感應色」視爲一年的四季。春分是冬天後的重生和生命的開始。夏至開啓了一個容光煥發、健康十足、活力四射的時期。秋分是開始衰退的時期，準備迎接即將到來的冬天。冬至是最終階段的開端，生命停滯而死亡漸近，種子靜躺蟄伏，等待來年春天重生。

上圖代表了身體健康的各個狀態。當身體十分健康時，你在藍綠色區，亦即盛夏。秋季表示身體健康逐漸衰弱。疾病區代表了冬天，開始準備死亡，並在明年春天重生。

閱讀此圖時請記住，能量感應色並非永久性的，而是會隨著時間而改變。同時請記住，生命的四季循環是一個自然的過程，所以，一個人目前的健康狀態並非由先天缺陷所造成。此圖是用具體圖形來幫助我們看見身體的現況。

當你將一個人的顏色轉變成藍綠色（代表健康的顏色）時，他（她）可能會、也可能不會到達藍綠色區域。這個人之所以不一定能轉爲非常健康的狀態，或許是因爲阻塞不通或其他原因，又或者是此人「用光了」你傳送的能量，所以只能短暫停留在藍綠色區，之後又會再度失去健康。別擔心，這是正常現象。

同樣重要的是，你需注意到，在成功療癒之後，能量感應色有可能再次轉變爲「冬季顏色」。在這樣的情況下，該位個案可能需要每天自行做一次靈擺療癒，不然就是你必須替他（她）做療癒。如果你爲病況危急的病人做療癒，可以幫助他（她）在一段時間內定期（例如，每隔幾小時或每天等等）提高能量感應色，協助他（她）穩定身體狀況，重獲健康。

你也可以在療程結束後，用色表來檢測結果。我曾幫助一名癌症個案，經過幾次療癒後，他的能量感應色改善了，儘管他的健康狀況一開始並未有起色。我覺得自己已無法再進行療癒，且每次檢查，他的顏色都顯示爲「療癒中」（白色），於是我靜心等待，結果數週後，他的健康眞的顯著改善了。

有時你會遇到一個生病的人，但是其能量感應色卻顯示他（她）很健康。此時，你必須根據這個訊息來改變療癒策略。

這表示這個人的問題是憂慮攻心，或是前世因果造成，這兩種問題都可透過回顧和諒解來消除。這兩種問題的解決方法很類似：用靈擺來幫助他（她）習得所應學習的課題，繼續向前走，並療癒創傷。比方下列這些有用的靈擺指令，即適用於這種狀況：

「幫助這個人從此疾病中學會所應學習的課題。」

「幫助這個人看到他（她）需要理解的一切，以完成療癒。」

以療癒者而言，你的小我可能很難面對心理疾病和因果病。這是因爲個案若沒有準備好理解此疾病背後所代表的意義，或是不能理解這一世也許必須忍受此業力所造成的後果，問題就無法獲得解決。在這種情況下，重要的是你的小我一定要放下對結果的執著，並相信你的療癒可幫助個案，即便你還沒有看到「成果」。你的療癒工作可以加速未來的療癒過程，無疑也將在個案的療癒過程中發揮重要作用。

永遠都要對你的療癒有信心，即使眼前你看不到任何跡象顯示會有結果。

顏色和健康的關係

爲什麼一個人的能量感應色顯示他（她）是健康的，但實則此人卻不健康？能量感應色與身體是分開的。能量感應色就像光環或雲彩，傳遞「訊息」給身體以保持身體健康。但有些人可能會將訊息擋下，使得訊息減爲極弱或消失無蹤。有些人甚至空有代表健康的「信號」（例如，藍綠色的能量感應色），可是基於某些原因（例如，消極心理）而無法加以利用。但這些人仍是少數。對大多數人來說，顏色和健康之間是直接相關的。

當你將個案的顏色轉變成藍綠色時，他（她）應該可以就此恢復健康，但其他因素卻可能從中造成混淆。某些情況下，改變顏色即足以改變健康狀況；但在其他情況下，你可能必須嘗試改變其他變數（例如，接受能力、愛自己等），才能造成明顯的變化。

我想最好的比喻就是，如果你生病了，藥櫃裡有藥，你可以選擇服用，也可以選擇不服用。服用了，健康會好轉；不服用，健康可能會惡化。能量感應色有點像這樣。你可以擁有會刺激健康的能量感應色（就像藥櫃裡有藥），但除非你的身體加以利用（亦即服用藥物），否則它不會產生任何效果。

依我的觀點，靈擺療法大致就像上述這樣。我們把「能量和念力」放在個案的光環中，他們可選擇接收或不接收這些訊息。就像無論你選擇吃或不吃，藥物都好好的放在藥櫃裡。

另一種理解方式是把能量感應色當作車上的地圖（或者現在的 GPS）。跟著地圖走，就會找到路；不遵照地圖走，便可能會迷路。但地圖總是在車裡，端看你用不用。

關於能量感應色，有件弔詭的事情（其他事我們大都可用靈擺修正）：能量感應色是人所創造的，但它也反映出身體狀況，而且它會因環境（或因療癒者）而改變。

再次拿地圖做比喻，就像一個人根據他的人生階段、健康狀態、以及外在影響來製作地圖，這個地圖反映出他的人生，而他可以選擇使用或不使用。大多數人會選擇使用地圖，但是健康狀況差、能量感應色卻良好的人卻不會使用地圖，即使地圖就在手邊。

不過大多數人都是直接對應的。如果地圖很好，他們會照著地圖走，並找到他們的路（例如，感覺自己很健康）。如果製作的地圖不好（或是環境使地圖劣化），他們可能會迷路，或找不到路（亦即身體不健康）。

檢查環境的能量感應色

進行療癒時，檢測你的住家、臥室、辦公室、或任何你長時間所待之處的能量感應色是有幫助的。如果你經常待的地方是負極綠色、黑色或紅外線紅，會對你的健康產生不良影響。

你可能會很訝異地得知，你的臥室或其他一些你常出入的地方對身體健康有害。這種現象稱之爲「地磁壓力」（geopathic stress）。如果你獲悉某特定地點或位置散發著有礙健康的能量感應色，請務必採取行動來導正，否則健康會持續出現問題。

我曾嘗試用靈擺來改變某個地點的能量感應色，但效果有限，而且最後又恢復成原來的顏色，這是因爲深層問題未獲解決之故。如何永久解決這些「地磁壓力」問題，並不在本書討論範圍之內。但你可以做一件事來緩解問題，就是將「唵」（Om，梵文）這個符號放在具有有害能量感應色的房間內。要確定所使用的符號外圍沒有繪製

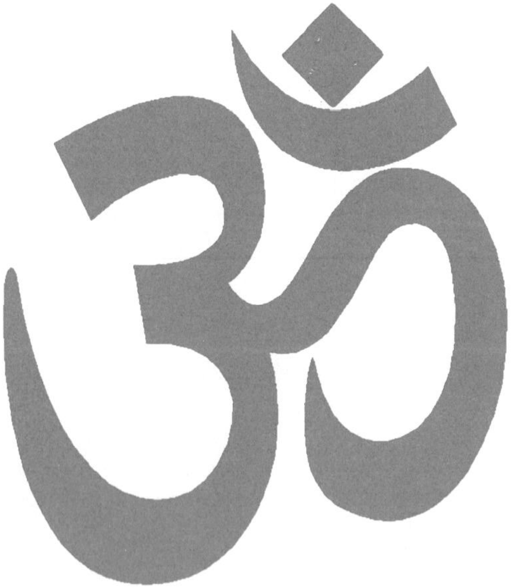

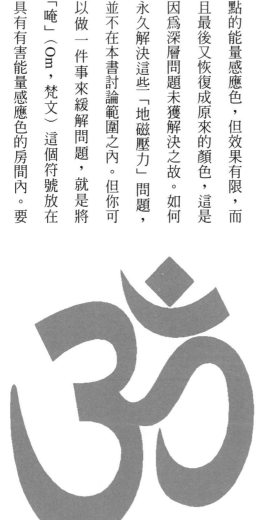

圓圈框住，否則會把效果中和掉。無論以電腦列印或手繪符號皆可。你也可以自己刻一個，或找片燒有符號的瓷磚、瓦片等等。「唵」符號會發揮作用，持續淨化有害的能量感應色環境。請檢測能量感應色表來檢查這麼做是否確實產生作用。

最後，有趣的是，樹木和成長中的植物是正極綠色的，這就是爲什麼環境中若有植物，或是走進大自然裡，你會感到有療癒效果的原因之一。如果你想要提升能量，找一棵漂亮、健康的樹，並請求它允許你觸摸。如果你背靠著樹坐著，或是用手摸著樹，即可吸收到正極綠色的頻率。這也部分解釋了爲什麼女性往往比男性更與大自然同調，因爲正極綠色與健康的寶寶有著一樣的能量感應色。

5

面對面療癒和遠距療癒：使用的方法和效果

在爲個案進行靈擺療癒之前，你必須決定是要做面對面療癒或遠距療癒。這兩種方法都有效，且效果並沒有好壞之別。然而，有些人認爲遠距療癒效果更佳，那可能是因爲在遠距離進行療癒時，感覺更超然吧！但另外有些人只對面對面療癒有反應。不論何者，都只是個人偏好而已。

如果你是做面對面療癒，請將靈擺懸於個案的太陽神經叢輪或有問題的身體部位，或者也可以將靈擺懸於某個脈輪上方。

你若是進階的療癒者，只要將靈擺懸於空中，在個案面前拿著擺動，也能奏效。你也可以使用同樣的方法做自我療癒。

基於各種原因，你無法每次都親自面對面爲個案療癒，或者是當靈擺懸於你的身體上方時，會讓你感到不舒服。在上述兩種情況下，你可以製作「見證人卡」來幫助你進行遠距療癒。最簡單的做法是在見證人卡上寫上個案（或自己）的姓名，然後把卡握在手心，專注地將此姓名念三遍。完成後，該卡便與個案「連結在一起」，你使用靈擺所進行的任何療癒動作，都將直接傳遞給那位被療癒的人。

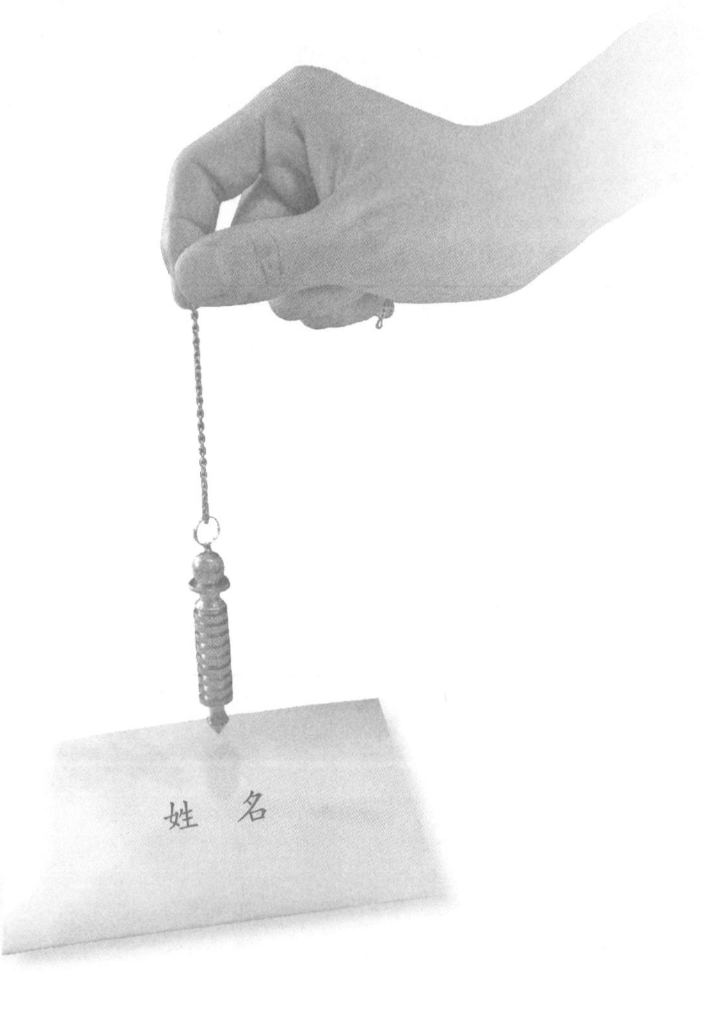
姓 名

如果你按照上述方式將卡與人連結，透過卡片所執行的任何療癒都會傳送給該名個案。不需要使用個案的照片或髮束，但姓名一定要拼/寫正確。遠距療癒最重要的部分是，你想將卡連結到個案身上的這個意念。爲自己或他人做療癒的方法是相同的，只要用見證人卡替代個案即可。

完成療癒後，要「斷開」卡與個案的連結時，說三次「回到你的身體」，然後用力朝卡片吹氣三次。

有人問我，製作見證人卡是否絕對必要。答案是：並非絕對必要。如果你與某人有很強的連結，或是你的療癒功力高深，那麼毋須見證人卡也可以進行療癒。但是如果你剛剛開始接觸療癒工作，或是在進行遠距療癒需要建立個案的信心時，我的確會建議使用見證人卡。我進行絕大多數的療癒工作時都使用見證人卡，但是做自我療癒時則不用卡。話雖如此，我仍建議使用卡，除非你強烈覺得沒有此必要。

6

療癒的最佳時機與最佳頻率：判斷的方式

如果可能，盡量在個案睡覺或休息時爲其進行療癒。人在休息的狀態下會卸下防備，人的精微體對於療癒較不會抗拒。這並不意味著療癒在其他時候不會起作用，單純只是因爲睡眠和休息時間是最佳時機。人在睡眠中，也可以更好地整合療癒效果，因爲身體在休息期間會自我療癒。

如果你在個案正忙於使用電腦或手機時爲他（她）進行療癒，你爲療癒所做的努力便會受到阻斷。此外，個案若正在從事壓力極大的活動，也會防礙療癒效果。

完成一次療程後，有可能需要進行第二次療程。沒有硬性限定進行第二次療癒的時間點。

如果個案要求進行第二次療程或請求協助，那麼這就是幫助他（她）的一個好時機。通常個案會因你的療癒而感到病情得到部分緩解，並要求你繼續，直到問題解決爲止（尤其是對於簡單的病例，如疼痛或胃痛）。

如果是遠距療癒，你可以在完成療癒後與個案討論，若他們想要，你可以再次提供協助。

你還可以用靈擺來確認個案需要幾次療程，或療程的間隔時間。最簡單的方法是探測左圖的數字線，或運用你的直覺。

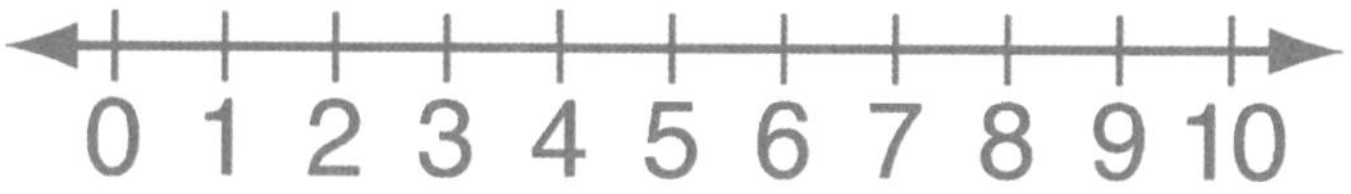

7

靈擺療癒的基本程序：十個重要步驟

在本章中，我將逐步帶領你了解靈擺療癒的程序，好讓你可以輕鬆自如地獨立完成療癒動作。你只需遵照步驟，並使用前文我給的指令提示即可。我將在後面章節中解釋指令概念，以便提供一個易於遵循的模式，使療癒可收立竿見影之效。

步驟一：開始療癒前，請先禱告

你可以使用以下範例，也可以自己發想。

「親愛的至高無上力量，我將這次療癒交給您，祈請對個案、我自己、以及與此相關的一切，在最大利益下完成這個療癒。」

你也可以召喚靈界盟友和守護靈的幫助。

接下來讓自己專心一意，放鬆身心，進入靜心冥想狀態。

步驟二：蒐集資訊

1. 讓個案用自己的話向你敘述他（她）的狀況。
2. 記筆記，或請個案寫下來。
3. 尋找線索，以幫助你找到療癒的焦點。
4. 看個案是否能爲他（她）自己的療癒提供解決方案。

步驟三：將個案的敘述重新整理為正面陳述

將這些正面陳述寫在載有個案姓名的見證人卡上。

例如，個案說：「我的手指頭燒傷了。」

你在見證人卡上寫下：「他（她）的手指已經治好了。」

你將在療癒過程的步驟七中使用這些正面陳述。

步驟四：從提升個案的接受力來開始療程

提升個案的接受力是進行療程的良好起點。如果個案不願敞開心房接受，你的療癒便可能起不了太大作用。

靈擺指令：

「將（這個人／這個身體部位）的接受力提升到最高！」

如果你做得正確，那麼當你完成時，靈擺會在圖的上方旋轉。這意味著你提供的能量已超過當下所需，個案日後可以慢慢汲取。你做得很棒！

如果你檢查後發現靈擺並未旋轉，請給它一些時間來處理。稍後再檢查。必要時，重複多檢查幾次，直到靈擺旋轉爲止。

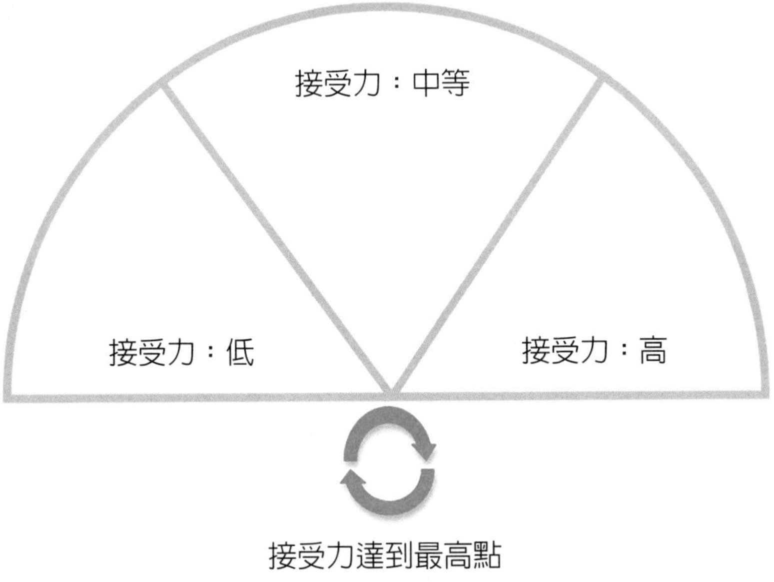
接受力：中等
接受力：低
接受力：高
接受力達到最高點

步驟五：提升生存意志和生命力

接下來，你可以提高個案想活下去的意願或希望。請注意，生存意志與生命力不同（待會兒我們會進一步解釋）。健康並有生命力的人也會自戕。提升求生意志，有助於確保你正在療癒的人（或身體部位）想要活下去並接受療癒。

靈擺指令：

「改變（這個人／這個身體部位），使（他／它）擁有最強的生存意志。」

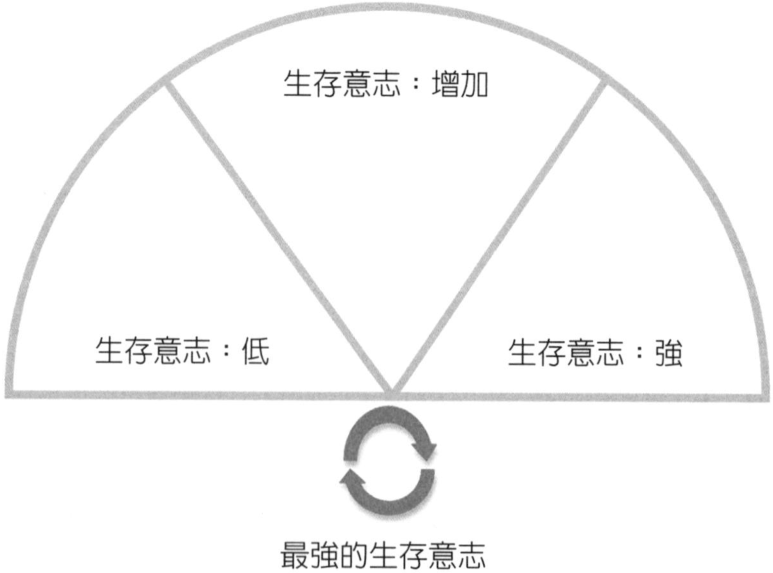

接下來，致力於提升個案本身和被影響身體部位的生命力。

靈擺指令：

「**將生命力提高到**1000%。」

我知道這個數字極不眞實，但你只是想爲個案製造一個超乎所需的生命力以供使用。

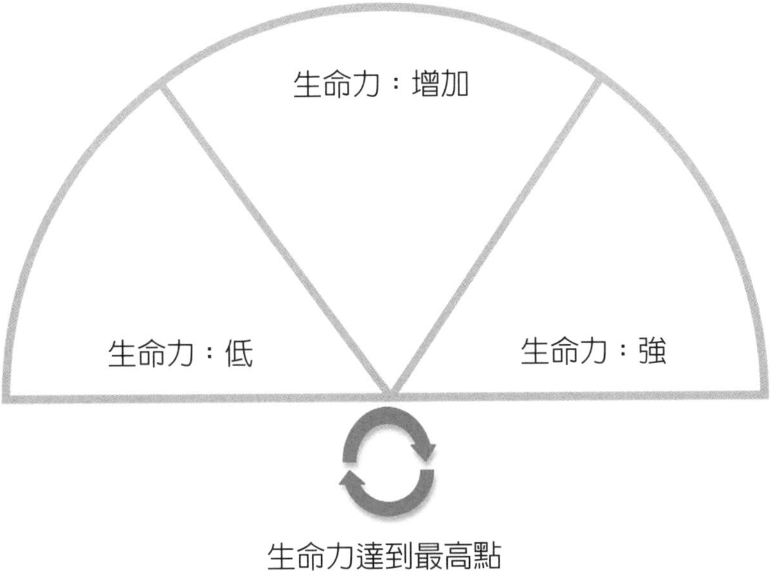

步驟六：檢查能量感應色

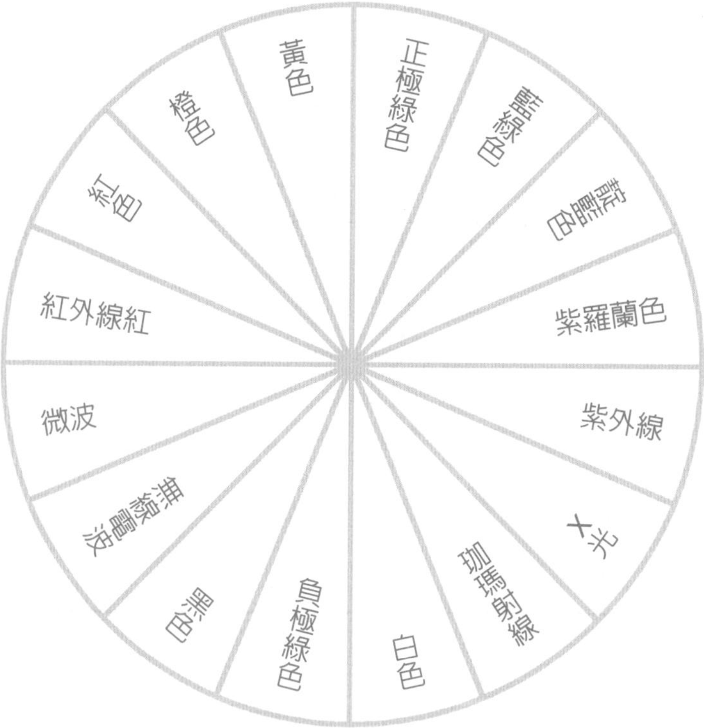

下指令給你的靈擺：

「將（這個人／這個身體部位）的能量感應色轉變為藍綠色！」

藍綠色代表最佳的健康狀態。

請注意，療癒後，個案的能量感應色可能不在藍綠色區，或是個案可能在藍綠色區，但後來很短時間內又再次發生變化。這種情況下，只要重複療癒即可。身體會消耗掉你所傳輸的能量，所以有時需要多一次的提升。

步驟七：創造自己的指令

現在將個案剛剛的描述改成正面陳述，並根據情況創造自己的指令。

可能的指令提示包括：

- 增加或減少
- 加入或移除
- 改變或轉換

請注意，如果是使用減少或移除的指令，你必須在執行該指令後再加一些東西回補。比方說，你若用靈擺來減少個案的消極心念，就必須將積極心念添加進來，填補這個空白。這部分需運用你的創造力，也必須使用你在個案描述中所蒐集到的資訊。

以燒傷手指爲例，指令爲：

「去除多餘的熱。」

「加入冷卻能量。」

「減少熱對手指的影響。」

「增進手指皮膚細胞的健康。」

「將燒燙傷皮膚變成/轉換成健康皮膚。」

步驟八：進行你認為合適的其他任何類型療法

到此步驟，即可進行任何你熟悉的療癒方法。這可能包括能量療法、水晶療法、祈禱療法、針灸、按摩、或是你覺得有助於個案改善的任何其他療法。

在這個階段納入其他療法，可使個案更容易接受你的療癒，因爲靈擺創造了有利的療癒環境。

靈擺療法可與主流醫療保健相互結合，並且可以在醫療程序前或後施行。

步驟九：以「療癒個別階段圖」結束療程

「療癒個別階段圖」有助於個案整合截至目前為止所發生的一切。

下指令給你的靈擺：

「將（這個人／這個身體部位）透過療癒的個別階段到達『愛』！」

讓靈擺旋轉，待左右平衡之後，如果你檢測發現個案沒有到達「愛」這個階段，請不必擔心。如果個案卡在某個療癒階段，這個指令將有助於個案持續進行剛剛的療癒，讓他（她）繼續向下一階段邁進。

在療癒進入尾聲的此時，你可以表達感謝了。

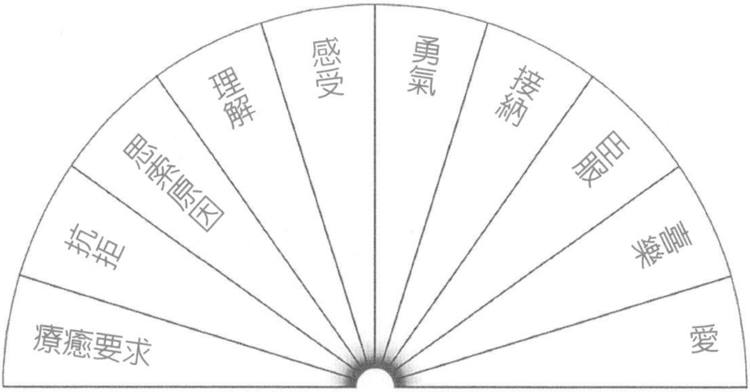

療癒個別階段圖

步驟十：撰寫療癒報告

在此步驟中，請撰寫一份報告，簡要說明你所進行的療癒情況、個案需要多少次療程，以及哪些額外資訊可能有助於個案。

你可以建議個案採取自我療癒步驟（例如，禱告、持咒、靈擺療法等），或指引個案採用其他可能有助益的療癒方式（例如，按摩、針灸、改變飲食、找另一位療癒者等）。

此時請謹慎行事，只提建議就好，不要開處方。你的角色是引導個案理解自己的狀況，並在進行任何改變或遵循你的建議之前，諮詢醫生。如果個案忽略你的建議，請勿覺得不開心，因爲是否聽從建議是個案的自由。

如何撰寫療癒報告，請參閱第11章。

8

快速緩解疼痛的實例：輕微燒燙傷

在緊急情況下，你可能需要幫個案快速緩解疼痛。以下提供一個與正常療癒程序略有差異的常見例子。

範例

一個人被爐子輕微燒燙傷，並請求你的幫助

1. 快速向神祈禱，將結果交給神聖意志。
2. 將靈擺懸在燒燙傷部位上方，並請求靈擺：
   - 「去除多餘的熱」：等待靈擺左右平衡。
   - 「迅速冷卻燒燙傷部位」：等待靈擺左右平衡。
   - 「使皮膚的生命力指數達到 1000%」：等待靈擺左右平衡。
   - 「提升肌膚的生存意志達到最高層次」：等待靈擺左右平衡。
   - 「將能量感應色轉變爲藍綠色」：等待靈擺左右平衡。

3. 個案應該很快地便感到疼痛被緩解。如果沒有，請繼續做靈擺療癒，或使用較傳統的方法對治燒燙傷。必要時需請個案就醫。

4. 默默感謝此療癒過程。

5. 接下來幾天持續觀察並監看燒燙傷情況，確保傷勢癒合。如果需要，還可進行額外的靈擺療癒（無論是面對面還是遠距）。由於此時不是緊急情況，所以可多花時間來進行全套完整程序。

9

療癒後，
若檢測讀數沒有任何改變，
怎麼辦？

完成療癒後，你或許決定爲個案檢查生命力指數、生存意志、能量感應色、療癒個別階段等等。此時和療癒初期相比，個案應該已獲得顯著改善。如果生命力指數沒有提高，或者看起來比以前更糟，不用擔心。你可以做以下幾件事來改善這個情況。

1. 稍待幾分鐘後，再檢查一次。有時需要點時間，個案的生命力指數才會上升。你若等待個幾分鐘，即可得到不同讀數。所以，請給予療癒過程幾分鐘來「解決」。

2. 讀數仍沒有改變，這表示你需要進一步做更多療癒。不是個案身體迅速吸收了所有能量，就是另有問題需要療癒。看你的直覺是否告訴你需要進行任何額外的療癒工作，或檢測你的圖，或問個案感覺如何，或出現一些情況而需要進行額外的療癒。有時你認爲療癒已經完成，但實際上卻需要你提供個案更多療癒。

通常來說，上述動作即可改善讀數。當情況沒有進展時，不要以爲你哪裡出了錯，或做得不好。應推測這表示有更多事要做，把這當成是一個有趣的謎題，你正在努力解謎，以幫助個案好轉。

另外需要注意的是，即使個案的讀數在療癒結束時得到改善，他們當下也不一定會立即感覺到病況好轉。這是因爲療癒有時需要一段時間才能「解決」，或是個案可能需要更多療癒。如果你感覺到個案需要進一步療癒，請讓他們知道。你可以檢測數字線圖（參見第52頁），看個案還需要多少次療程，直到你用盡任何能協助個案的方法爲止。

10

療癒者的道德規範：四項建議

進行療癒工作時，我建議你遵循一套道德規範。它可以幫助你的療癒工作保持正向，並確保在每種情況下，療癒都能發揮最大作用。

以下是我的建議指南：

1.你的療癒必須出於愛，並且以達到個案、你自己和與此相關一切的最大利益來完成

許多療癒者常因未做到這點而出了錯，結果他們為人療癒卻導致自己生病，或是試圖將自己的意志強加在他人身上。如果一開始就確認自己的這個初心，你就可以放心且安心，因為療癒工作不會耗盡你的能量。如果你是為了個案最大的益處著想，那麼你所做的就只會給個案正面的影響。這等同給你一張免費通行證，即使有人不同意（例如，醫院裡的人），你還是可以為人進行療癒，因為你的行為是出於愛。

2.放下對結果的執著。你的小我會想要有所成果，但你是受到召喚來扮演療癒者的角色，所以盡你所能完成，然後放下

我發現爭取他人認同我的療癒效果，最易降低療癒成效。當有人告訴我們，我們真的幫了他們大忙，這種感覺當然很美好，但這是屬於想要成果的「小我」的負向層面。我發現療癒具有多種面向，有些顯而易見，有些卻細微精妙。所謂療癒，可分爲生理的、心理的、情感的、以及靈性的。你永遠不會知道你的療癒工作將正面影響他人哪一個面向。因此，請信賴此一療法，並相信無論你採取何種行動，都是正確的，不管結果如何。

3.你要做的，只是善用你的力量。無論你再怎麼想要或有多麼正當的理由，都不可以傷害他人

一旦開始從事療癒工作，你就會體悟到自己可以影響這世界。世間存在著種種誘惑，引誘你運用自身能力來傷害他人。人類爲了道德或正義的理由，很輕易地就將暴力、仇恨、以及復仇合理化。我建議你，無論誘惑力多麼強大，切勿走上這條路。縱使你覺得理由再誘人、再正當，連一次也不要嘗試。我請求你將療癒力量僅僅使用於增進世間的愛。

4. 永遠都要相信自己。毫不懷疑自己在療癒時已盡了最大的努力

從事療癒工作時，請學著相信自己並遵循直覺。千萬不要懷疑自己的行動。永遠信賴自己，永遠相信療癒過程所做的決定。一旦療程結束後，要相信你的努力已暫告一段落，而且若注定有效就應該是有效的。對自己的信心越強烈、越超然，你的靈擺療法效能就會越高。

11

如何撰寫療癒報告：各項細節說明

若你從事靈擺療癒工作，撰寫療癒報告是很有用的。若個案是付費請你進行療癒，寫報告尤其有用。報告內容提供了個案個人的相關資訊。這份報告可用來向個案簡述你進行了哪些療癒，同時也為個案未來可採取什麼行動來改善健康，提供建議。報告也是份紀錄，以便個案想再度進行療癒並與你聯絡時，作為參考之用。你可參照以下一般報告格式，幫助你撰寫屬於你個人版本的報告。請隨意按照需求來修改。

（個案姓名）的療癒報告

・日期

將個案的姓名與聯絡方式記載於此，並記錄日期。

原始敘述

將個案的敘述，忠實地記錄下來。你可以運用這些資訊來決定療癒重點。將報告善加保存，作爲檔案紀錄，這樣你才會記得曾經療癒過的問題。我也會在這階段利用報告將個案主訴的症狀改寫爲正面敘述，然後使用於日後的療程。例如，個案若說腳痛，我便將之改寫成「腳感覺很健康」。若你將此項資訊記錄下來，務必要請個案說清楚問題所在，以確保你了解整個過程。不少個案清楚知道自己的毛病出在哪兒，你可在此部分將之記錄下來，日後用於療程中。我不會宣稱自己通靈，我也不是醫生，所以我不爲任何人下診斷。我使用個案給我的資訊來爲他們療癒。我根據的是本能、直覺、以及神性的引導來向個案提問。

觀察所得的資料

此處記錄的是療癒過程中，你觀察所得的資料或是任何你的直覺所「接收」的訊息。所謂觀察所得的資料，指的是你觀察個案，或是觀察療癒過程當中所發現的事。或許是個案所言所行的方式，給了你與療癒有關的直覺。或許是你發現個案的能量卡住或阻塞不通。或許是神靈給你訊息，引導你將療癒集中在某處。你所得到的任何想法都能記錄於此。

完成的療癒項目

我喜歡簡短提及我做了哪些療癒項目。如果你做的是遠距療癒，那麼個案可能根本不知道你在療癒中盡了多少力。簡短提一下，這樣個案才知道你做了些什麼。不需要鉅細靡遺地敘述細節，僅需條列說明你在療癒過程中進行了哪些程序、做了哪些特殊的事（例如，標準靈擺療法、薩滿式靈魂復原、能量療法、跨教派祈禱等）。

所需療程的次數

你可以在數字線圖上檢測（見52頁），或運用直覺來得知需要進行幾次療程。你要誠實地告訴個案你眞心所想。至於是否要再度與你合作，決定權在於個案，但你可以建議還需要幾次療程。大多數療癒者會省略這個步驟，這樣等於嚴重危害了你正在幫助的人。過去我曾找過一些療癒者，他們爲我進行療程後就消失了，徒留滿心困惑的我，不知下一步該怎麼辦。告知所需療程的次數，是把個案無法自行判定的珍貴資訊告訴他們。

有用的額外資訊

在這裡，我會詳細告知個案我所提議的內容，他們可以照著做，讓療癒持續進行。我會給予指示和建議。我的建議從祈禱、改變飲食、到尋求其他療癒者的專業協助等等都有。若個案持開放的態度，不妨讓個案參與自己的療癒，這樣做是很好的。報告到了此一階段應告訴個案下一步是什麼，以及他們能做什麼。我會在此提出「免責聲明」，說明個案應先看醫生，然後再嘗試我的建議。盡量用白紙黑字寫下來，以便個案有所選擇，並避免諸如「應該」或「必須」這類字眼。這些只是提議，個案可以選擇接受或不予理會。讓此部分保持選擇的彈性，但資訊要給得充分。

結尾

再次感謝你要求我幫忙。

若有任何問題，請隨時與我聯繫，不要客氣。

艾力克・杭特

謹上

報告的最後，我總會寫個註記，並留下聯絡方式，請個案有任何問題都可與我聯繫。這樣他們就能隨時跟我聯絡，同時也會增加他們再次尋求服務的可能性。我會盡可能回答他們的問題，我認爲這是對我所服務的人最好的幫助。

附上免責聲明

世界上有些地方，爲他人做靈性療癒不一定合法。在我居住的美國加州，只要向接受我療癒的人提供免責聲明（基本上就是聲明我並非醫生），即可進行靈擺療癒。

以下是一份一般性聲明，或許你派得上用場。請務必確認你所在當地法律的規定！加州在一份法律文件中清楚地條列出要點，你可以在網路上搜尋到。以下是我的免責聲明：

杭特博士的服務無法保證可以解決每一個問題。

我（艾力克・杭特）在本書面聲明中用淺白的語詞向客户說明以下訊息：

1. 我並非有執照的內科醫師。
2. 本療法是美國加州許可的另類或補充性質的療癒藝術服務。
3. 本人提供的服務未經國家許可。
4. 本服務性質以心靈療癒和能量療癒為基礎。
5. 本服務所依據的療癒理論為：心靈療癒和能量療癒。
6. 與本人服務相關的教育背景、訓練、經驗和其他資格為：自學和指導靈。

所有健康問題皆應尋求有執照的醫療專業人員協助。

第二部

應用篇

1

財富：
創造豐盛和富足

提升財富接受力，並轉變自我設限的信念

你對財富、豐盛或富足有餘的定義是什麼？它僅僅只是金錢嗎？雖然本章的重點放在財務上，但我希望你反思下面所分享的故事，再省思金錢能否解決你的問題。

我曾幫助過一位富人。他是某大銀行高級主管，在美國各地坐擁數棟豪宅、酒莊、以及昂貴跑車和古董車隊。事實上他告訴我，每次當他心情沮喪時，就會買輛新車。他有好幾個車庫，裡面停滿了名車。你會認為這個人什麼都有了，但他的人生卻很絕望。他已不再愛他的妻子，和孩子也不親。他想辭職來經營自己的酒莊，卻擔心自己在經濟上無法自給自足，因為他揮金如土的消費習慣使得他的財務結構變得脆弱，任何的收入減損都會導致大崩盤。不知為什麼，他仍然設法購買新車，因為這是他現在唯一的生活目標。他的心臟不好，並告訴我，工作已耗盡他的生命力，但是如果他減少工作時數或是休個假，同事們便會像鯊魚「聞到血腥味」一般，篡奪他的位置。他說他原本想成為作家，但他對賺錢很有一套，所以進了金

融業。總之，這個故事的重點在於，金錢並不會帶來幸福。能夠爲你帶來快樂的，其實是你的生活態度，而非你是否擁有財富。

有此一說：增加你的接受能力，是增加人生財富的方法之一。這是有道理的，因爲人必須容納得了財富，才能獲得財富。假如你對從事療癒這件事有興趣，你可能會爲別人付出許多，但卻不喜歡接受，而這往往就造成了失衡的現象。

使用以下靈擺指令來幫助你導正失衡狀態。在執行這些指令前，可

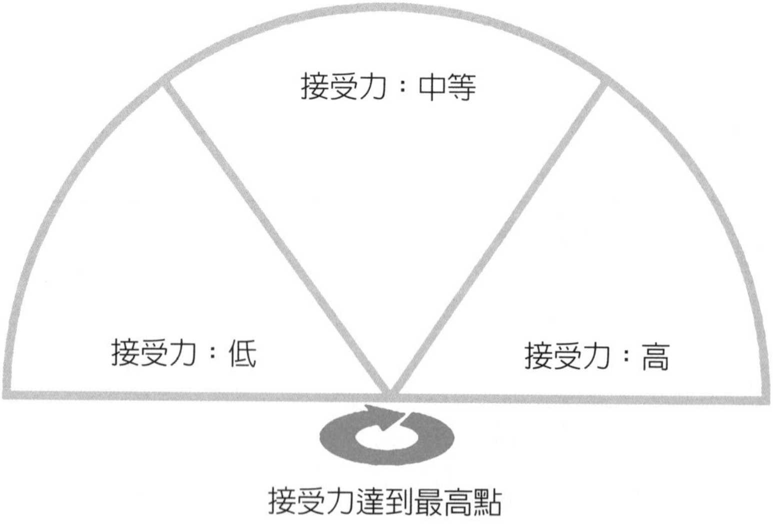

以量測你的接受能力，但不要將其寫下來，否則可能難以更改。此外，爲了使靈擺指令更有效，如果你是在進行自我療癒，你可以將自己的靈擺懸於一個神祕三角形之上。

下方這個點陣圖形是畢達哥拉斯神祕學派的核心，影響了後世的猶太教神祕哲學者。這個三角形象徵著組成空間維度的四種元素，並具有令人愉快的能量，因此它將在進行自我療癒時給予支持。

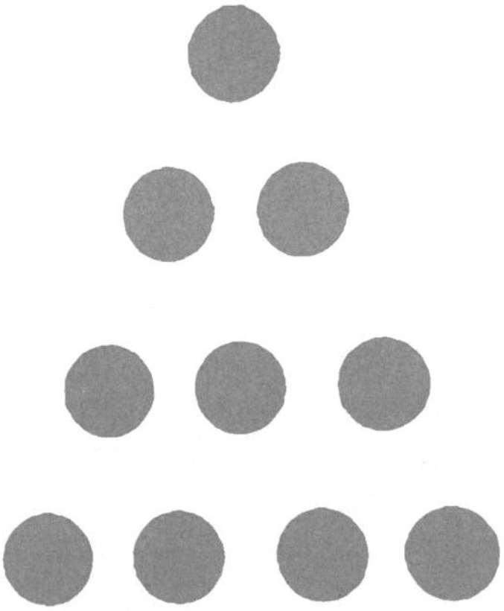

將靈擺懸於此神祕三角形之上，並說出正面陳述，然後開始療癒。

「提升財富接受力」的靈擺指令：

「將我的接受力提升到最高。」

「將我的財物豐盛接受力提升到最高。」

「在神的恩典下，以完美方式，將我改變成為一個有接受能力的人。」

若是靈擺指令成功，靈擺便會在接受力測量圖上方繞圈旋轉。這表示你已經給予了超過所需的能量，可供往後的日子汲取，且你的療癒確實奏效了。

接受能力的高低是關鍵，因爲大多數人都將自己自我設限在工作或是牟取財物上面。不少人認爲他們必須「辛勞工作才能賺取金錢」，或是認爲人生很苦。但就某種層面而言，這是個人所採取的態度，不一定完全反映現實。何不敞開心房來接受，看看結果會如何？所以，與其「爲了金錢而辛苦工作」，不如換個較正面的想法，想著你是輕輕鬆鬆、簡簡單單的賺錢，並不辛苦。我就採取了這種態度，錢財便自然進入我的財庫，不但量大，方式還很多元。有時候，我甚至還很訝異這是怎麼回事！不過，一旦我敞開心房接受，錢就自己進來了。這並不是要你不努力，而是要允許豐盛進來。切勿先入爲主地認爲賺錢這件事就該怎麼樣發生，而讓此觀念阻斷了財源。

「輕鬆接受財富」的靈擺指令：

「在神的恩典下，以完美方式，使我成為一個能輕鬆接受錢財的人。」

「在我需要的時候，錢財總是輕鬆地來到我身邊。神性是我的供給來源。」

「我總是輕鬆地接受大量錢財。」

在日常生活裡，尋找能提升接受能力的方法。下次有人要給你什麼，請以蒙受恩典的心情來領受，以練習提高你的接受能力。

現在，我要你量測自己的生命力指數。用你的靈擺檢測下圖以取得讀數，並記在心裡。

靈擺指令：

「我的生命力指數是多少？」

現在，我們要利用這項資訊來證明「自我設限」這個觀念的缺點。你若對財富、豐盛和繁榮自我設限，你還有可能接受財務的豐盛嗎？比方說，你若認爲富人很貪婪，你還會想要致富嗎？

我要你現在想一個對於金錢、財富或豐盛自我設限的信念。現在

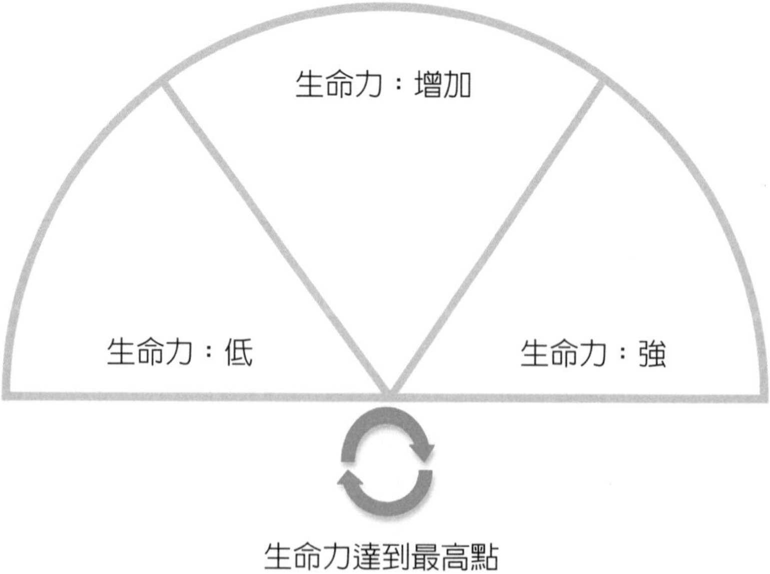

把信念說出來，然後再度測量你的生命力。你的生命力是上升還是下降？

現在，我們要用靈擺來轉變你自我設限的信念。

步驟：把自我設限的信念轉變成賦予力量的信念。如果你不確定，在說出之前和之後，都要探測你的生命力指數。如果生命力指數在說出新信念之後增加，此新信念就很合用。

例如：

自我設限的信念：「我賺不了很多錢。」

請改寫成：

「在神的恩典下，以完美方式，將我轉換成一個能賺很多錢的人。」

現在輪到你了。盡量找出所有自我設限的信念，並將之轉換成能帶給你力量的正向信念。

將新的正向信念條列於此，再將靈擺懸於神祕三角形之上，然後說出新的信念，直到靈擺停止旋轉，左右平衡爲止。

脈輪系統健康與否，可以影響生命的豐盛量。明顯的例子之一即是你的根輪（海底輪）。如果這個脈輪不強，就難以獲得豐盛的物質，因爲根輪能讓你接地氣，並爲身體帶來重要能量。很會賺錢的人，都擁有很強的根輪。

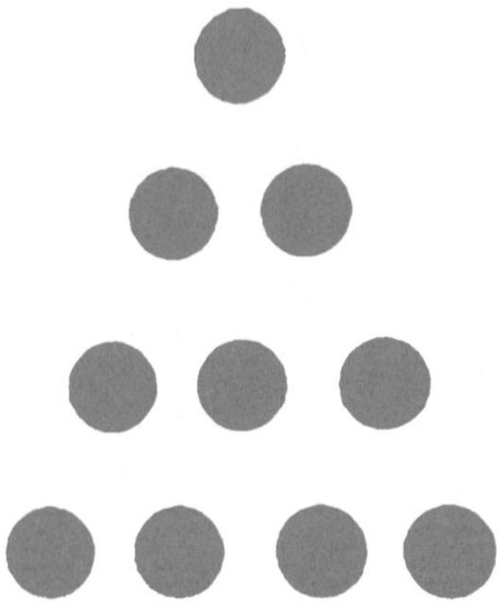

療癒你的脈輪系統

1. 拿起靈擺，觀想你的脈輪，然後把靈擺懸於神祕三角形之上。如果是爲他人療癒，就把靈擺懸在他（她）的太陽神經叢輪之上。
2. 使用以下指令，一次使用一個。待靈擺左右平衡後，再進行下一個。

為達到豐盛所做的脈輪療癒

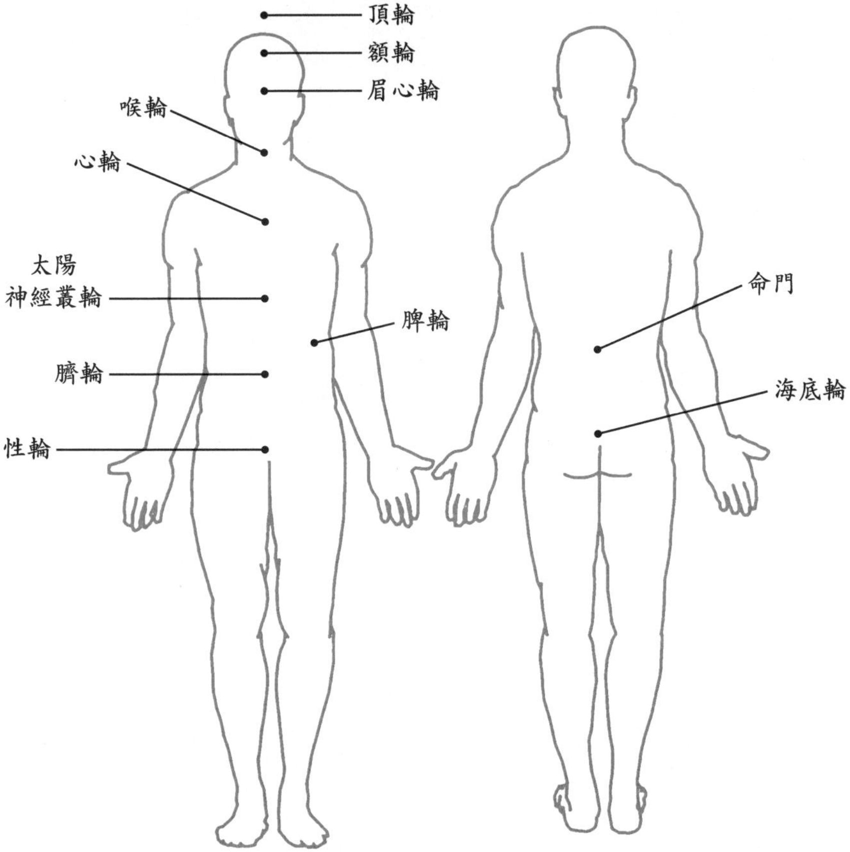

以上採行的是蔡國瑞（Choa Kok Sui）大師提出的脈輪系統。這個深奧的系統，比大眾普遍知悉的傳統七脈輪系統更加完整。

「打通所有脈輪。」

「移除脈輪的所有阻塞。」

「提升脈輪的能量達到最佳化。」

「將所有脈輪的生命力提升到1000%。」

「使所有的脈輪保持和諧狀態。」

為他人療癒時，把靈擺懸在他（她）的太陽神經叢輪之上。如果是自我療癒，把靈擺懸在空中，或懸於見證人卡上。

你也可以強化某個特定脈輪。靈擺指令：

脈輪圖

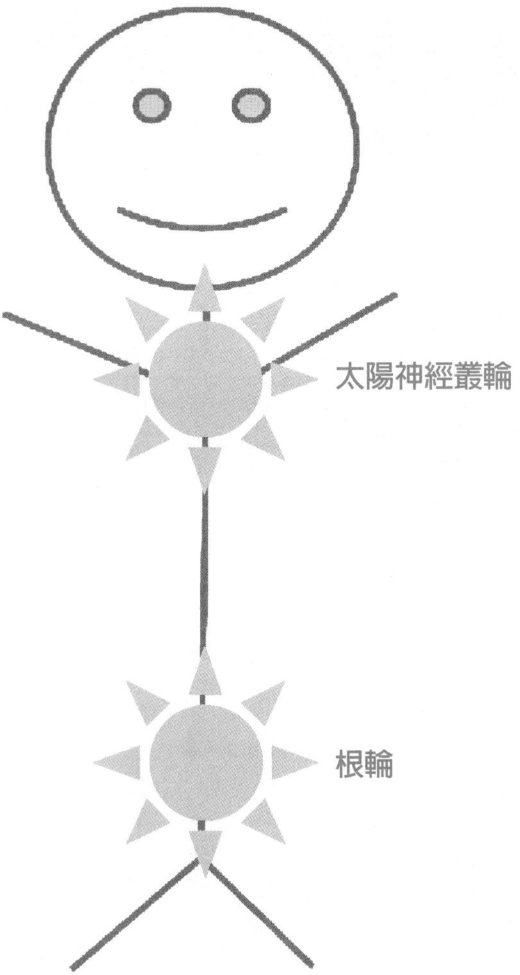

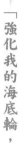

「強化我的海底輪，使它發揮最大功能。」

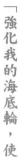

「在神的恩典下，以完美方式強化我的根輪。」

把花錢轉變為賺錢

近來，我支付帳單、到商店購物、餽贈別人金錢、或是捐款給慈善機構的時候，真的會期待因爲我開心的花錢和捐贈，因而獲得更多金錢（事實上，回收比付出的更多）。由於這種做法，金錢以意想不到的方式來到我身邊，而且我總是不缺錢。例如，最近保險公司給了我一張四百美元的支票，說是保險公司決定降低保費，於是給我一個折扣（這不是我要求的，一切都是自然發生的）。上次我把手機送去蘋果商店維修，結果免費得到一支全新手機，並且不收取任何服務費用（這次同樣價值四百美元）。每當我在帳單上簽名時，都會順便在旁邊畫張笑臉。基本上，我是讓消費或是金錢贈予成爲一件開心的事，而且充分期待更多的金錢到來，使我手邊永遠有餘錢。

現在使用你的靈擺，嘗試以下指令。你可隨意修改指令，或自己發想。你把靈擺懸在神祕三角形之上，給予它更多能量。

「把花錢轉變爲賺錢」的靈擺指令：

「在神的恩典下，以完美的方式，花錢能使我擁有比現在更多的錢（讓我獲得盈餘）。」

「在一切有關人、事、物的最高福祉下，我付出越多，便獲得越多，所以我永遠有餘錢。」

「我開心地將金錢饋贈給我想幫助的人，因為我知道在神的恩典下，會以完美的方式回饋我所需要的豐盛。」

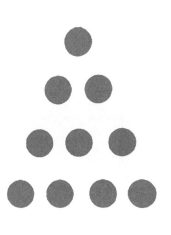

避開交易風險

你是否曾參與過可能有風險的金融交易？你的靈擺可以用來幫助你避免這類風險，透過創造一個無形的能量場或在你所參與的任何情況下，藉由改變意識來保護你。例如購買高價物品，如房子或大宗商業交易，甚至你的經紀帳戶。

「避免交易風險」的靈擺指令：

「我在這個金融交易的過程中受到保護。屬於我的不可能失去。」

「在神的恩典下，我以完美的方式受到保護，不受傷害。」

「在神的恩典下，以完美的方式，這項交易將會順利進行，交易兩方皆是雙贏的局面。」

「在神的恩典下，以完美的方式，神性所賦予我的權利絕不可能丟失。」

以正當方式收回債務

身爲企業主，你是否有客戶的未付款項必須收取呢？你售出的貨物、借貸給別人的錢、或提供的服務，是否有尚未收到的款項呢？也許你有保險理賠金待領取，也許你有官司待和解。我發現以下靈擺指令相當有效。我曾用這個技巧，幫人討回數千美元的債款。

「以正當方式收回債務」的靈擺指令：

「在一切有關人、事、物的最高福祉下，『某某人（姓名）』現在立即付錢給我。立刻把欠我的＿＿＿＿（金額）錢還／寄給我。」

「在一切有關人、事、物的最高福祉下，『某某人（姓名）』立即把欠款支票寄給我。現在就付我錢。」

唯有由衷地相信你有正當理由追討這筆欠款，而且是公平的，才可以這樣做。

這點請務必誠實以對。如果你很貪婪，或這筆錢並非眞正屬於你，靈擺指令即無法生效。請在指令內盡量附加例外條款，以免傷害了欠你錢的人。

法庭上的保護

若你身陷不公義的法律糾紛之中，運用靈擺和保護能量場可以幫助你脫困。人們在法庭上不會防備的一項東西，就是愛。因此，用靈擺傳送愛、寬恕和祝福是勢不可擋的，可以幫助你在法庭上取得成功/公正的結果。

我最近幫助一個人贏得三次上訴。這個人在不公平的情況下，滿心絕望地與一個大金融集團對抗。他本來沒辦法贏得這個案子，但在靈擺的幫助下，他不僅打贏官司，還獲得數千美元（至少10K）的免費法律援助。由於案件已提交給最高法院，所以不能上訴。他在法庭上的這次勝利，如今已造福了若干遭遇類似情況的人。在過去，類似案子的當事人可能會不公平地輸掉官司。

因此，你可以嘗試以下「在法庭上受到保護」的靈擺指令：

「我將無條件的愛，傳送給與我案件有關的所有律師、法官、陪審團員和法庭書記員。我祝福他們。」

「我完完全全且無條件地祝福並寬恕對造當事人。」

「在一切有關人、事、物的最高福祉下，神啊！我請求祢，讓這樁案件臣服於祢。」

「讓我看見我需要知道的是什麼，以採取行動使我獲得解脫，免受業力或他人束縛。」

利用靈擺來祈請神靈的幫助，爲法庭上一切有關人、事、物請求最好的結果。放下想贏的念頭，只求得到有利於所有人的結果，便可免於業力的牽絆。

除了靈擺，我們強烈建議你也祈請有益的靈性盟友來保護你。我曾祈請一位強大的神來保護上述訴訟案件的當事人，也把他們的見證人卡放入水晶室中，讓諸聖徒的名字、響尾蛇和美洲獅圖片、以及耶穌基督圍繞在見證人卡四周。我將見證人卡擺在那兒達數月之久，並且定期做心輪靜心，不停地傳送愛給對造當事人。

另一個關鍵點是，法律糾紛往往涉及未解決的因果報應，所以如果你發現自己官司纏身，請開始嘗試看看有什麼靈性課題是你可以從中學習的。你學得越多，就越有可能釋放那些妨礙你的業報。不過，這需要你帶著「有覺知的意識」去做，因爲你往往怒氣沖沖，或受到跟你打官司的人傷害，所以你必須放下這有如戰爭的情況，用寬恕和愛來化解。如果你不願意徹底做到這一點，不願放下想獲勝的整個想法，你就不會成功。

增加財富、豐盛、繁榮的其他方法

- 要心懷感激。感恩自己所擁有的一切。這麼做會提升你的能力，吸引來更多東西。使用靈擺加強這一點。

● 不要崇拜假偶像！記住，神性是你的供應來源，而不是你的銀行帳戶。祈請神性的協助，可使你的生活更豐盛。使用靈擺加強這一點。

● 使生活更豐盛的最好方法就是行善。我稱之爲存款到「宇宙因果輪迴銀行」。要做到這一點的方法有很多。請找一個能爲你帶來喜樂的方法。

● 使用靈擺來請求。請確保你的請求是以「在神的恩典下，以完美的方式」作爲結束。例如：「敬愛的神，幫助我在祢的恩典下，以完美的方式，獲得豐富的＿＿＿＿」，然後靜靜等待靈擺停止旋轉。

● 如果你羨慕別人，請使用靈擺，用心靈導師佛羅倫斯．斯科維爾．希恩（Florence Scovel Shinn）的肯定法來增強力量：「神爲別人做的，現在也會爲我做，而且做得更多。如果命中注定該如此，那麼在神的恩典下，會以完美的方式來進行。」同時也記住，當你羨慕他人時，你其實並不知道他人生活的眞實樣貌如何。說不定他們反而羨慕你呢！

2

自我表達：提升生命力、自我意識和勇氣

身爲療癒者，我們是高度敏感的族群，對於別人的感覺很容易感同身受。當別人反對我們的看法時，我們感受得到，因此就很難自由地表達自己的看法。但問題是，療癒者必須要有獨到的見解才能幫助其他人，而他們也很渴望能聽聽我們的說法。所以，自我表達對於轉化這個世界至爲重要。

測量你的生命力（不要寫下來）

現在，說出下列其中一個靈擺指令：

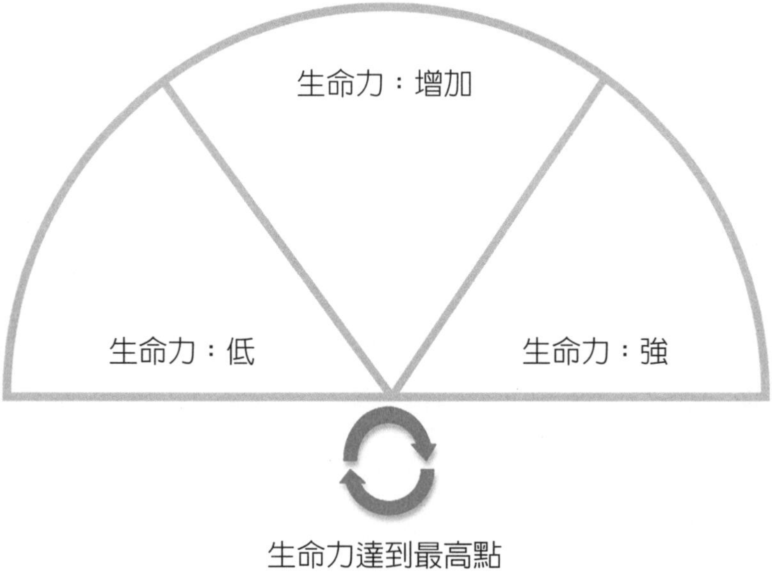

「改變我，讓我能表達自己的感受，讓別人聽得到我的聲音。」

或是，

「我不需要別人的允許，就可以自由地表達自己。」

或是，

「移除所有因今生或過去世所產生的障礙，讓我可以表達自我。」

此時，再度測量你的生命力讀數，看看是上升，還是下降？

如果你跟我所遇到的大多數人一樣，那麼你的生命力讀數應會上升。若無法表達自我，基本上會使我們的生命力枯竭。但也有可能的風險，因爲在某些情況下，表達自我可能造成傷害，甚至死亡。所以，我們永遠要在自我表達和群體要求之間取得平衡。雖然自我表達有時會過了頭，但你越能自我表達，就會越健康。

脈輪系統的健康，對於自我表達也很重要。喉輪和太陽神經叢輪可支持你適當的表達自我。

以下是你可以使用的「強化脈輪」靈擺指令：

「強化我的喉輪，使其和諧並發揮最大的功能，讓我能夠表達自我。」

或是，

「強化我的太陽神經叢輪，使其和諧，在神的恩典下，以完美的方式，讓我擁有表達自我的意志。」

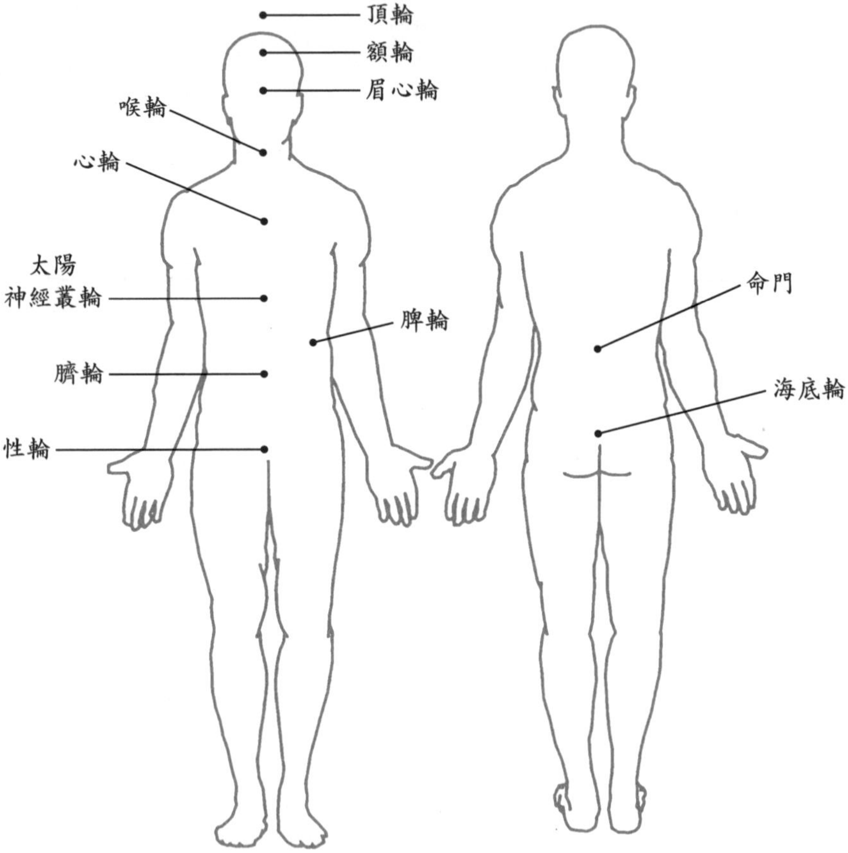

以上採行的是蔡國瑞大師提出的脈輪系統。這個深奧的系統，比大眾普遍知悉的傳統七脈輪系統更加完整。

在表達自我時，如果你感覺喉嚨或胸腔很緊繃，可療癒太陽神經叢輪，然後嘗試下列靈擺指令：

「改變我，讓緊張從我身上消失。」

有些人因爲心輪不夠開展，以致在自我表達時感到困難，所以你也可以療癒心輪。

轉變人生道路

如果你想改變人生開展的方式，使用靈擺可以間接支持這個過程，從能量的層次去改變阻礙前行的變數。

意識就是覺知的意思。如果你無法覺察到機會其實是一種可能性，你將很難改變你的生命道路。

現在，說出以下「提升意識」靈擺指令：

「提升我的意識到最高點。」

要知道，提升意識代表你將感知並覺察到一切，包括你喜歡與不喜歡的事物。當你提升意識的時候，人生將因此改變，因爲你會感知到過往未曾覺察到的東西。這可能會令你感到不舒服，直到你學會如何在這新的意識層次中運用自如爲止。所以當你進行轉化時，可能會發現自己正逐步

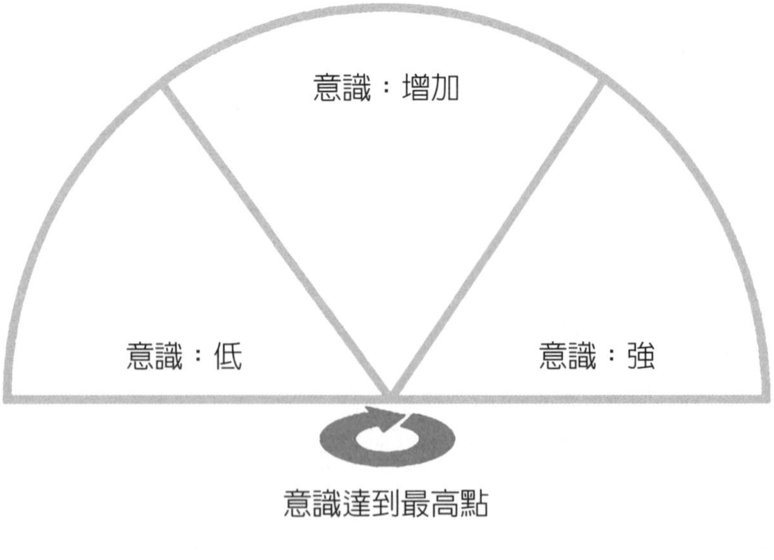

走出舒適圈。你或許也會發現，你會自己搞破壞以便能再次回到舒適圈。提升意識能幫助你釐清自己轉化的方向，並採取必要步驟，以進化到下一個層次。

改變人生道路的另一面向是創造力。若你缺乏創造力，就無法從障礙中找到出路，或爲自己創造改變的機會。

以下「提升創造力」靈擺指令會有所幫助：

「提升我的創造力到最高點。」

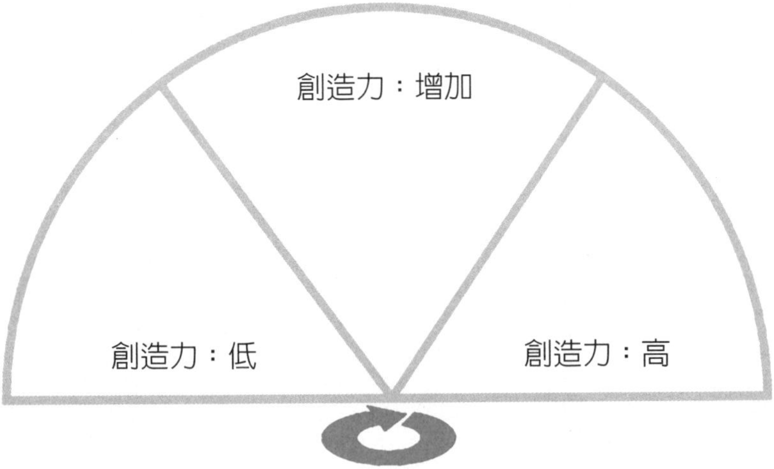

創造力達到最高點

某些情況下，與他人業力的牽絆會阻礙你邁向自己的人生道路。在此情況下，你需要從這些牽絆當中解脫。若屬於業力因果，代表那是你必須從中學習的課題，可經由接受和寬恕來解脫自己。若屬於今世與他人的牽絆，只要移除就行了。請使用以下「是／否」圖來看你是否受到業力因果的影響。

是	否

若答案爲「是」，以下「與業力相關」的靈擺指令將有所幫助：

「請幫助我看見該看見的，學會我該學會的，讓我免除前世業力的債以及他人的牽絆。」

我不相信業力是一種懲罰的形式；反之，我視之爲學習人生功課的機會，好讓靈魂可以繼續揚升。然而，實際的意義是，當需要療癒的問題與業力有關時，你要問自己：

- 「我需要看見什麼？」
- 「我需要學習的功課是什麼？」
- 「請指引我，讓我明白我需要知道什麼？」

另一個面向是愛與寬恕。如果你和某人有業力因果的問題，而且很難化解，此時你的目標就是學習這個課題，原諒那個人，祝福對方，這樣你才可以繼續往前走。寬恕不代表姑息不良行爲。寬恕代表你不記恨了。這是某種形式的「臣服」。當你認爲應該憤怒才對，這種想法只會讓你深陷其中，一直重複同樣的循環，因而延遲了自己進化的過程。

此時的關鍵是，當你寬恕對方之後，必須留意有什麼現象發生，然後採取行動。這需要勇氣，尤其是遇到與果報相關的問題，因爲這往往代表你必須面對前世沒有學好的課題，所以你可能覺得困難重重或是心生抗拒。這一切都事出有因，而解決這一切問題的關鍵就在於愛與接納。

「把愛傳送出去」的靈擺指令：

「我把愛傳送給自己，以及所有想束縛我的人。我愛接納、寬恕他人與自己。我現在自由了。」

「敬愛的至高無上力量，在神的恩典下，以最完美的方式和一切有關人、事、物的最高福祉下，將最高頻率的愛與強大力量傳送給見證人卡上的所有人。」

在見證人卡上寫下你認爲一直在束縛你的人，或是與你有業力牽扯的人。也把你不喜歡或甚至痛恨的人的名字寫下來。靈擺應會旋轉，然後左右平衡。根據你接收到的訊息和洞見做出行動。

顯化理想的工作

所謂勇氣，就是即便心有恐懼，仍做出行動。爲了顯化你的人生道路，在未可知的狀況下處之泰然是很重要的。你可能會感到害怕，此時需要勇氣才能繼續向前邁進。

「提升勇氣」的靈擺指令：

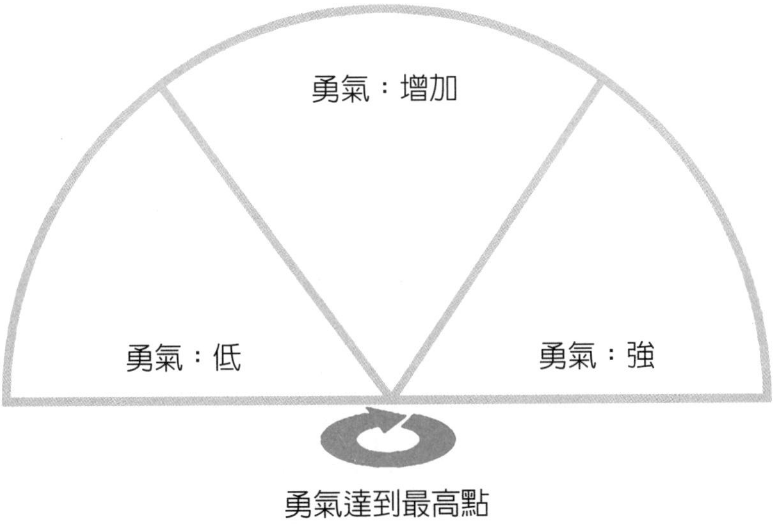

「敬愛的至高無上力量，在神的恩典下，以最完美的方式，提升我的勇氣到最高點。」

「提升我的勇氣到最高的層次。」

「當我走出舒適圈時，請給我勇氣真誠地面對自己，提升我的勇氣到最高點。」

與工作、喜樂相關的有用靈擺指令：

「請幫助我知道『職業生涯』的下一步是什麼。」

「請幫助我對自己的天命是什麼，了然於心。」

「我可以跟隨我的喜樂。」

「敬愛的神，請指引我道路。」

這並不代表你毋須工作、付出努力或尋求幫助等等，但是這會使你的努力事半功倍。

3

關係：
從愛自己開始

不論何種關係，若想成功，都需要與自己保持正面關係。這對健康而言也極為重要。

激勵「愛自己」的正面陳述

測量你愛自己的程度（切勿記錄下來）。

將靈擺懸於陰陽圖之上，並說出下列指令：

「縱使（在此寫下讓你感到自己一文不值的敘述），我仍無條件地愛自己，接納並寬恕自己。」

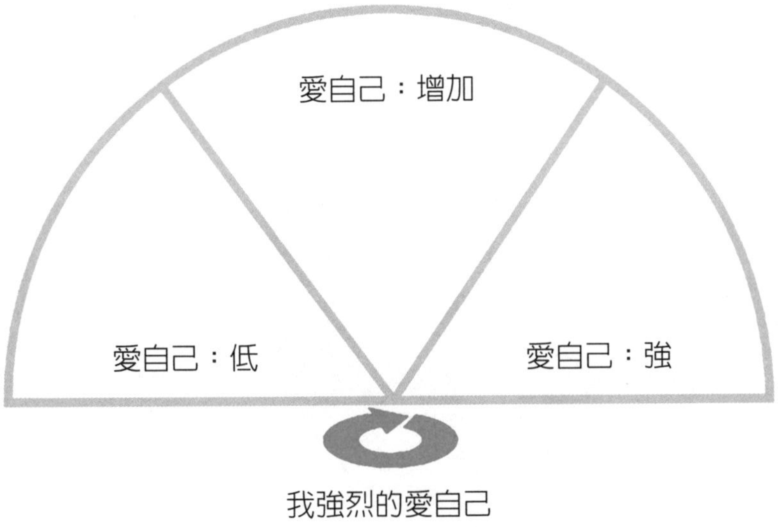

「將我轉變為一個強烈愛自己的人。」

「清除任何讓我不愛自己的事物，並以強烈的愛自己取而代之。」

「將我變成自己最好的朋友。」

「縱使別人不愛我，我仍然愛自己。」

「排除任何障礙，讓我能愛自己。」

「我全身充滿了給自己的愛。」

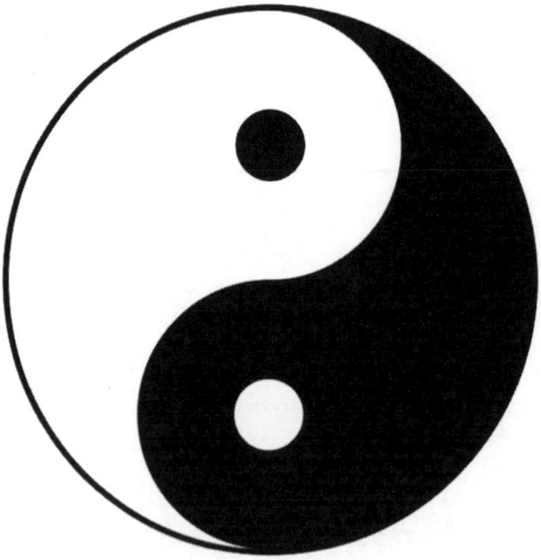

陰陽是強而有力的和諧符號。當使用靈擺改善關係時，注視著陰陽圖，將有助於你獲得和諧與平衡。

讓破碎的靈魂復原

據信，當遭遇創傷性事件與困境時，「靈魂」會因而碎裂。常見的例子如童年受虐、嚴重的交通事故，甚至與他人有激烈的接觸（如性經驗、性關係等）。以上皆可能使靈魂碎裂。部分碎裂的靈魂會離開肉身，引發生命中的種種問題。自我意識低落就是靈魂碎裂的一種徵兆。然而，靈魂碎片是可以復原的，讓你能再回到完整的狀態。

「靈魂復原」的靈擺指令：

「收回所有遺失的靈魂碎片，現在就以完美的方式與我合而為一。」

「清除靈魂碎片與氣場中的創傷和恐懼的能量。」

「整合靈魂碎片，我現在已經完整了。」

「將靈魂與身體合而為一。」

使用靈擺來進行，可使靈魂復原的過程快速、有效地完成。依薩滿教的傳統，靈魂復原是相當繁複的過程。相對而言，靈擺療法少了點色彩或戲劇性，但卻能達到同等效果。我發現一個人只需要進行一次療法即可。除非此人再次發生創傷事件，否則不必重複療癒。

創造和諧的人際關係

可利用靈擺來與他人建立和諧的關係。在不違反雙方自由意志的情況下，不論人們彼此發生衝突，或想製造潛在的良好和友善關係時，皆可使用靈擺。下面所敘述的過程，極具價值而且效果驚人。我曾使用此法解決了同事、家庭成員與鄰居之間的關係。請隨時使用靈擺來幫助那些與人相處有障礙的人。

我建議使用下列所有指令，並嘗試不同的排列組合（例如，「創造我與（某人）之間和諧的可能性」、「創造（某人）與我之間和諧的可能性」）。

「創造和諧關係」的靈擺指令：

「將（某人）與（某人）之間的負面心念、情緒和記憶，轉變為中立的心念、情緒和記憶。」

「創造（某人）與（某人）彼此和諧的可能性。」

「提升（某人）與（某人）彼此的意識狀態。」

若能看見他人良善的一面，我們便無法憎恨或傷害他們。只有當我們將人視爲別人，或者少了人性，我們才會冷漠無情。這便是爲什麼幫助人們看見彼此的良善，是療癒人際關係重要的一環。

「（某人）與（某人）現在對待彼此如同一般人。」

「我在（某人）身上看見了人性。」

寬恕有助於人際關係。寬恕意味著放下你所背負的侮辱或傷害。但這不代表你姑息了惡行，你只是不願再隨身帶著它而成為一種負擔。我見過許多人一輩子背負著怨恨，積怨至死，毀了自己一生。有些人可說是被怨恨奪去了性命，自毀了他們的人生。

「寬恕他人」的靈擺指令：

「我願意寬恕，所以我自由了。」

「我祝福XXX（你討厭的人）。」

大部分的靈性修行都主張寬恕。使用這些靈擺指令可幫助你原諒他人，因此你得以自由。這是極具挑戰性的工作。人們天生就會憎恨，不肯原諒他人，尤其是有正當理由時。寬恕的功課是通往開悟道路的一部分，藉此，你可看見他人的良善，並激發出他人本性中更美好的部分。

與神性的關係

靈擺是個擴大器，也是將意念呈現在物質世界的一種方式。以下是將靈擺與靈性修行結合的一些例子：

- **祈禱**：靈擺可用於增強祈禱的力量。
- **肯定法**：靈擺可用來強化自我肯定。
- **儀式進行中**：靈擺可用來幫助你設定意圖，使你心想事成。
- **持咒**：握住靈擺持咒，持續念誦，直到靈擺停止旋轉。此舉將增強咒語的效力，同時減少你需要重複念誦的次數。

● **靜心冥想**：靈擺可協助你做好進入靜心冥想的準備。

有許多方式可讓我們與神性產生連結，雖然由我來教你如何結合靈擺與靈性修行，似乎有點冒昧，但我只是想提醒你這是有可能的，它甚至可以深化你的療癒工作。

尋找你的守護神靈

若你進行的是高階靈擺療法，某些狀況下，你會需要神靈的保護。守護神靈在療癒中占有極爲重要的價值。若你尚未有守護神靈，請在你的神靈世界中找到一個強大的守護靈。特別是當你進行清理「負面外靈」時。

以下爲尋找守護神靈指南：

1. 除了祈禱或偶爾獻上供品（如食物）之外，守護神靈應該不會要求任何回報。要避免被守護神靈要求發誓約，或以任何方式束縛你。真正的守護神靈只會幫助那些純粹爲了助人而提出請求的人。若你發現自己受制於一個誓約，這極有可能是守護神靈的詭計，可能會造成嚴重的後果。

2. 守護神靈應強大而有力。大天使麥可擁有一把大劍，毀滅之神濕婆擁有一柄大矛與一條繞於頸上的眼鏡蛇，杜爾迦騎乘獅子並配有大劍。以上僅爲少數例子，但至少你已經有點概念了。找一位力量強大又兼具仁慈的守護神靈。當你進行靈擺療法並需要神靈守護時，可隨時召喚祂。若只是進行標準療法，或許不需神靈保護。但若你是在幫助行爲怪異或宣稱看得見靈體或任何不尋常之人，在未弄清楚狀況之前，切勿貿然出手。你可提供一般性的療癒輔助，但切勿嘗試驅魔。驅魔一事不在本書討論之列。

其他種類和面向的關係

孩童與青少年

前述所學，皆可用於孩童。另一方面，靈擺可幫助你清楚了解自己的孩子，而不是在孩子身上看見自己的投射。

靈擺指令：

「將我轉變成可以看見小孩內在神性的人。」

可使用與人際關係相關的靈擺指令來保護孩子免於在學校遭受霸凌，並增進孩子與教師之間的關係。

碰到青少年叛逆的行爲時，可使用與「創造和諧的人際關係」和「愛自己」相關的靈擺指令來處理。

以下靈擺指令，亦可為青少年所用：

「我的（青少年孩子）感受到自己是獨立的個人，他想表達的話都被聽見了。」

若你的孩子拒絕與你交談，或是不開心，請使用與「創造和諧的人際關係」相關的靈擺指令，盡可能放下舊傷，並找機會與孩子和平的溝通。

「即使我的（青少年孩子）不聽我的話，但我要求他們做到的行為，我自己會先以身作則。」

感情關係和家庭關係

切勿嘗試使用靈擺讓特定的人與你墜入愛河，反之，要利用靈擺幫助你找到對的伴侶。

「吸引完美伴侶」的靈擺指令：

「現在就吸引完美的人與我產生浪漫的關係（如約會、結婚等）。」

「將我轉化成一個可清楚表達自我的人。我的光芒如豔陽般閃耀，吸引完美之人（感情伴侶）到來。」

你可以藉由上述所有動作來自我療癒，但更重要的是愛自己，才能吸引到對的伴侶。當你與他人的關係出現問題時，往往表示你與父母的關係存在衝突，需要化解，尤其是父或母當中和你對應的性別。若你是女性，而你與男性交往常常不順利，請利用靈擺療法及其他靈性療法，使你和父親的關係變得和諧，如此將有助於改善你的感情問題。

改善家庭關係與此也有相關。我們的家人時常請我們協助療癒自己家族的問題。我們或許是家中唯一具備足夠意識能進行療癒的成員。因此，本章以下所有資訊會是個很好的起點。

擺脫「投射」

心理學有個名詞，稱之爲「投射」（projection），意指我們將自己的想法加諸於他人之上，而未曾眞正從他人的觀點來看待事情的經過。每次當我認爲某人基於某種理由，做了我不喜歡的事，結果往往在我詢問對方爲何有那樣的舉止之後，證明我完全想錯了。他們的行爲與理由全都是我單方面的投射。投射會傷害你與他人的關係。若你因此消極，還會造成身體病痛。除了作爲一位能夠清晰與人溝通的人，並確實詢問他人行事的原因或想法之外，你還可以利用靈擺指令來幫助自己降低投射到他人身上的傾向。

「擺脫投射」的靈擺指令：

「我現在會從多方面的觀點與角度來看待別人和處境。」

「我自由自在，不再把自己的想法投射於他人身上。」

「我自由自在，不再讓他人的想法投射在我身上。」

「請讓我擺脫自己對於＿＿＿＿＿的投射。」

現在，你也可以改善社區和世界所存在的關係。下次當新聞或事件令你不開心時，請拿出靈擺，開始療癒自己。許多人（包括以前的我）對不公平之事總是不斷抱怨並感到憤怒，或逢人便訴說世界如何大錯特錯等等，但是這無法改變任何事，反而只會助長問題惡化。反之，你應利用靈擺來使關係變得和諧，並轉換當時狀況的能量。現在當我聽到令我不快的事時，我總會拿出我的靈擺開始療癒。有時候效果很顯著。這是一種「隱形行動」的形式，也是一個可幫助你拿回力量的機會，眞正去改變現狀，而不只是抱怨而已。

這個世界比我們所想的更具變動性。我們可以有所作爲，因爲萬事萬物皆爲能量，而我們現在知道如何運用，就能協助轉換一切，讓世界大不相同。

4

靈擺療癒的魔法原則：超然看待療癒結果

剛開始爲人進行療癒工作時，我總是想知道療癒是否有效，以及個案是否有好轉。有時我變得很執著，經常擔心到底這種療法有沒有眞實性，抑或只是我自己想像療法有發揮功效。

在經歷幾次驚人的成功案例之後，回想我做的療癒，當時還看不到任何結果。我終於開始明白，作爲療癒者所扮演的角色並不在於獲得結果。我的角色就只是置身現場，盡可能多付出慈悲心，正直地做我的療癒工作，同時在療癒過程的每一個步驟中，始終無誤地遵循我的直覺和靈性指引。這就是我的工作職責所在。

療癒對於個案來說是一件純屬個人的事情，而且包含許多不可抗力的因素。

此外，與靈擺療癒有關的魔法原則是：

「一旦執行了魔法，就必須壓下慾望，使頭腦只能以超然的觀點看待渴望的結果。對於結果感到擔心或焦急，只會消耗能量並削弱效果。」

——《威卡教與巫術百科全書》（*Encyclopedia of Wicca and Witchcraft*）
雷文・格瑞瑪西（Raven Grimassi）著

當個案是付費療癒時，這種情形會特別明顯。療癒者接受捐款或收取費用時，就會覺得應對其結果負責。

雖然個案可能覺得他們是付費給你讓他們的病情好轉，但他們所支付的費用，其實是請你創造一個有利於療癒的條件，給他們一個痊癒的機會。你的目標應該是試著盡快緩解個案的痛苦，但身爲療癒者，切勿與療癒結果畫上等號，這點至爲重要。你已經盡了該負責的療癒部分，但個案能否好轉，並不是你的責任。你只是在製造有利於療癒的條件而已。

把這想成蓋建築物時，需要先搭鷹架的道理。你正在搭鷹架以支持療癒過程，藉由改變生命力水平、能量感應色、情緒狀態等，給予個案一個「無形的支持架構」，幫助他們得到療癒。所以，請做好你份內的工作。

然而，除此以外，個案也必須有所轉變，無論是有意識地或無意識地轉變，同時也必須遵從神性的旨意。

另外還要記住，療癒的層面很廣，個案的精神或情緒有可能先康復，之後身體才會跟著轉爲健康。甚至有可能他們在這一世只療癒一部分，明顯的結果直到下一世才會顯化。所以，你只要做好自己該盡的努力，並相信療癒是有效的，即使眼下還看不到結果。相信自己是受到召喚而來進行這個療癒，對自己的努力要有信心，信任自己已發揮作用，並且產生了效果。

5

大哉問：
靈擺真的可以療癒你嗎？

答案是否定的。靈擺不能療癒任何人。相對而言，靈擺是協助創造療癒的有利條件。就像骨折的手臂打上石膏，石膏並無法使傷處癒合，但它圍繞著手臂創造了一個環境，輔助了癒合的過程。

療癒者在療癒過程中的作用

各種祕教的思想家皆曾提出過一個相同概念，認爲肉體有一個不可見的副本，稱爲「精微體」（或稱「乙太體」），這是一種能量的人體形狀，作爲一種模板或模式，爲肉體所用，以作爲成長和維持生命的參考。與精微體相關的術語還有光環、脈輪，以及見神論者（Theosophist）概念中所稱的「意念」，這意念的力量非常強大，以致自成生命體，與精微體「互相作用」，影響著人的健康和幸福。

靈擺療法的作用是在影響精微體的各個層面，並將意念植於「人體氣場」當中。

讓我們以「能量感應色」來舉例。精微體依據人的身體健康狀態而散發出各種能量感應色，可藉由靈擺探測出來。身體健康的人呈現藍綠色，生病的人則呈現負

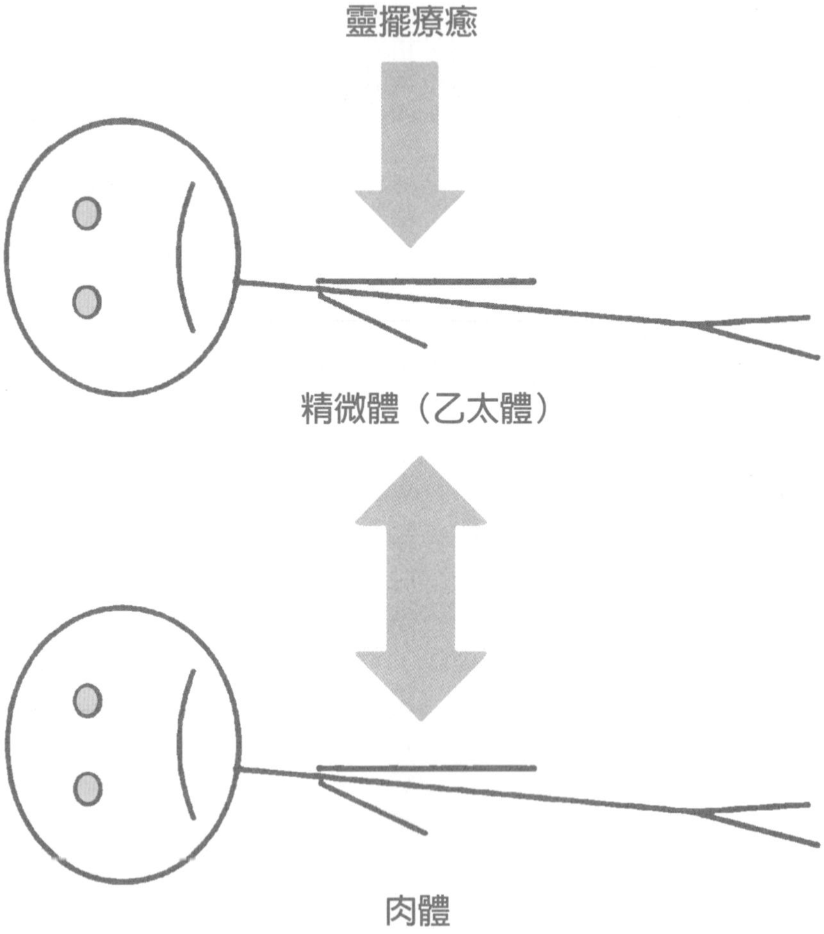
靈擺療癒
精微體（乙太體）
肉體

極綠色。靈擺療癒者能做的，就是將生病者的能量感應色轉變為藍綠色。這樣能刺激身體更迅速地痊癒，而且比讓身體自行痊癒更快。原因是把能量感應色轉變成藍綠色時，能激勵身體痊癒，因為身體從精微體「讀取」到「我痊癒了」這個訊息，進而啟動了療癒的過程。

在此提出一個與意念類似但稍有不同的觀念。如果一個人習慣於消極，常從環境中吸取負面想法，這些負面想法便會圍繞精微體揮之不去，持續影響這個人，造成他的想法消極、人生悲觀，進而影響身體健康。你可以使用靈擺來移除或是轉化這些負面思想，以正面思想取代，從而藉由間接地「回饋循環」，促進此人的身體健康與幸福。

所有這一切，最終都是以「魔法」這個關鍵概念為根據。也就是說，「言語不但具有力量，還創造了世界。」（泰倫斯．麥肯納（Terence Mckenna），愛爾蘭裔美國作家、易學家）你使用靈擺指令、意圖和言語，透過此一間接方法影響實際的精微體本質，的確可以改變實際身體。在此更詳細地解說靈擺療法的作用：

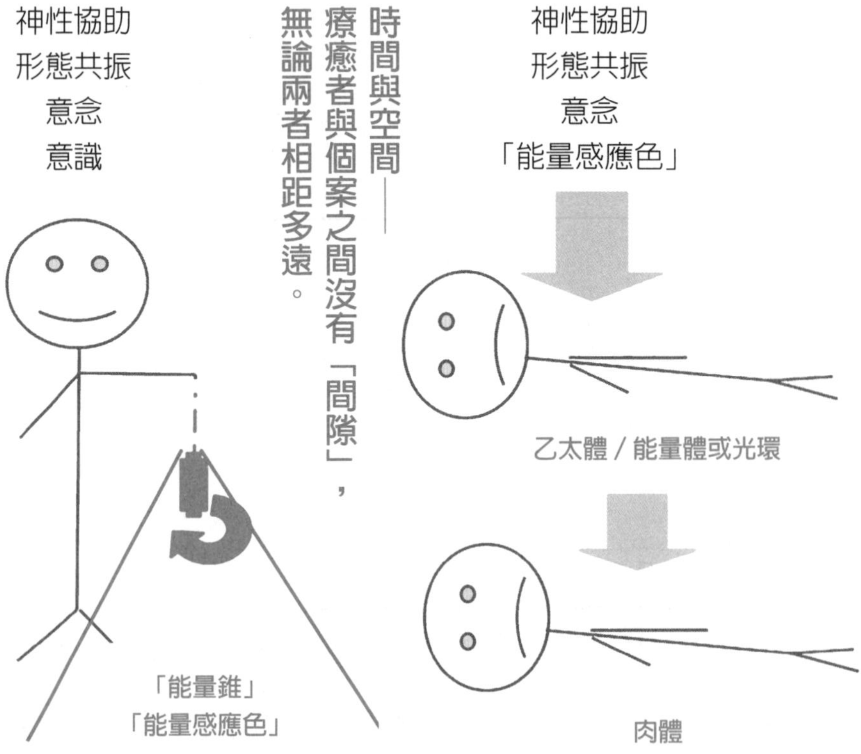
神性協助
形態共振
意念
意識
時間與空間——療癒者與個案之間沒有「間隙」，無論兩者相距多遠。
神性協助
形態共振
意念
「能量感應色」
乙太體／能量體或光環
「能量錐」
「能量感應色」
肉體

上圖簡要說明了靈擺療法過程中，一些假設可能發生的狀況。療癒者祈禱神性協助，並藉由形態共振〔morphic resonance，就魯珀特・謝德瑞克（Rupert Sheldrake，英國生物學家）的定義而言〕，與療癒能力產生連結，同時有意識地向之前成功進行過靈擺療法的療癒者，或甚至是從類似情況中康復的人祈求協助。（這就是爲什麼傳統上許多療癒者隸屬同一個傳承，並且與該傳承的形態場域相連結。）此外，療癒者的所有意圖和靈擺指令會轉成意念〔就查爾斯・李德彼特（Charles Leadbeater，創新專家）的定義而言〕，傳送給個案，因此，精微體就產生了影響。

靈擺的旋轉動作產生了一種在魔法中常被稱爲「能量錐」的能量「旋渦」。這種旋轉動作提供了能量，強化了意念的傳送、療癒者的意圖和靈擺所放射的能量。從靈擺放射出的能量（被稱爲「能量感應色」），也會傳送到人的精微體。雖然圖中未顯示，但在這整個過程中卻隱含著療癒者的意識。意識即是理查・斯莫利（Richard Smoley，宗教思想家）所說的「凝聚力」，它將所有這些療癒的成果連結在一起，也將療癒者與個案連結。透過意識所產生的連結是可能存在的，正如威廉・布勞德（William Braud，心理學家）在無數次實驗研究中所得到的證明，並總結於他的著作《遠距心理影響：其對科學、療癒與人類互動之貢獻》（*Distant Mental Influence: Its Contributions to Science, Healing, and Human Interactions*, 2003）中。在此過程中，也有神性無形的幫助。精微體接收到這些放射的能量和意念等，因而產生各種變化，然後將可以恢復健康的訊號傳遞給接受療癒的人。但基於種種原因，該個案不一定能接收到精微體的這些健康訊號，這就說明了並非每個人都能得到療癒的原因。

我承認這個解釋存在著很多未經證實的想法。但我確實相信這個解釋的結論是正確的。也就是說，無論如何，靈擺療癒者能夠對精微體造成正面變化，而且這些變化可作爲催化劑，使個案有機會得到療癒。療癒者不能使這個人治癒，但卻有助於創造有利條件，激發身體來啓動療癒過程。然而，由於各種原因，並不是每個人的反應都相同，也並非每個療癒者都能爲每一個案提供足夠的刺激，這也導致某些人對療癒反應非常良好，某些人反應極微，有些人則毫無反應。

憤世嫉俗的人可能會認爲這只是安慰劑效應，但無庸置疑地，安慰劑當然有其作用。（雖然安慰劑這整個概念是不科學的，它只是物質主義者對他們不懂且無法掌控的現象，排外的一種方式罷了。安慰劑也在現代醫學中扮演重要角色。）然而，威廉・布勞德（見以下第6章「靈擺療法的科學原理」）以其實驗結果來反駁這一點，他認爲人類意識能導致單盲實驗中的生命系統發生變化，且事實上，不知道自己正在接受幫助的人（和寵物），也會對療癒結果有所反應。

由於療癒者無從得知療癒結果將會如何，因此總是值得嘗試，因爲個案有可能獲得戲劇性的正面改變，而這是無法事先預測的。

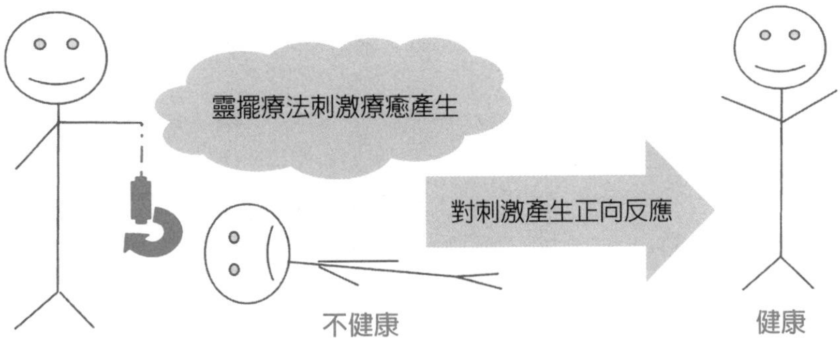

詞彙解釋

- 神性協助：神、諸神、天使、靈界幫手等等。
- 形態共振：

「形態共振：先前的活動結構，對形態場域內後續類似活動結構的影響。經由形態共振，形成因果影響穿過或跨越空間和時間，這些影響被認爲只來自過去，並不會隨時空距離而衰退或消失。相似度越大，形態共振的影響就越大。一般來說，形態單位與過去的自己非常相似，並與自身過去狀態產生共振。」

——魯珀特．謝德瑞克（http://www.sheldrake.org）

舉個簡單的例子，就是當科學家在實驗室裡製造一種新結晶時，即使在過去製作同樣結晶很難或不可能，但世界各地其他實驗室的科學家也可能會突然製造出新結晶。同樣的道理，每當一個人從疾病中康復時，它就會形成一種療癒的形態場域，可以幫助未來的人康復。療癒者使用意識來促進療程，以幫助他人進入療癒的形態場域，以及過去其他成功療癒者的形態場域，使療程更形容易。

- **意念**：在見神論的觀念中，意念是活的，可以創造形態，影響現實世界。靈擺指令即是意念。
- **能量錐**：療程中當靈擺旋轉時，會產生錐形輪廓。在魔法中，這些繞圈式運動產生的「力量」，即施行魔法的「力量」之一。也就是說，旋轉是能量的泉源，能賦予咒語生命；接下來，魔法師的語詞和意識將具有能量的魔法傳遞到世界，以影響現實。
- **能量感應色**：靈擺放射出的能量。這些能量色彩是不可見的，因此並不是眞正的顏色。顏色名稱僅為幫助記憶之用。
- **乙太體/能量體和光環**：來自見神論的另一概念，已為療癒界廣泛接受。肉體有一個非肉體的副本，能影響我們的健康和福祉。

6

靈擺療法的科學原理：兩項涉及的議題

靈擺療法本身並沒有進行科學或醫學研究，但是關於人類意識對生命系統的影響，可找到一些與靈擺療法直接相關的研究，爲我們正在做的事情提供合理化的科學依據。

關於人類意識對生命系統之影響的研究，最卓越的當屬已故的布勞德博士和他的同事所進行的研究（參閱《遠距心理影響》）。他們大量的研究（和其他科學家的研究結果），在其影響深遠的著作《遠距心理影響》中列出，書中記錄了在未使用安慰劑的情況下，人類心智如何能夠正面地影響生命系統的變化。

以下是靈擺療法所涉及的議題：

1. 在排除人類意識以外的影響下，一個人能否經由遠距靈擺療法影響另一個人，因而產生可被觀察到的變化？

這點是很重要的，因爲遠距靈擺療法是療癒者和個案在不接觸彼此的狀況下所進行。如果一個人不能從遠距引發生命系統產生變化，靈擺療法就無法發揮作用。面對面療癒也是同樣道理，因爲靈擺療法不經由（肉體）接觸來進行，療癒者完全依賴假設的靈擺放射能量、意識的意念和靈擺指令來產生變化。

2.是否有科學仍無法解釋的方式，可以把訊息從一個人傳遞給另一個人，進而引起生命系統的生理變化？

若有這方面的證據，對於合理化靈擺療法非常重要。靈擺療法最大的爭議在於它究竟是如何作用的，因爲除了所謂的安慰劑效應之外，沒有其他相關科學可佐證這個方法的合理性。

以下爲布勞德博士與其同事的發現：

「即使生物系統被隔離在遠距的地方，並且篩檢了慣例、資訊、能量各方面的影響，人們仍然能夠從心理上去影響那些身在遠方的生物系統。這種影響似乎是以目的爲導向而產生。也就是說，影響者不需要理解和知道身體或生理方面的具體過程是如何產生了預期的結果。意圖才是關鍵因素……」（《遠距心理影響》，一〇三頁）

他們的實驗文件記錄了遠距影響者的心理意圖，能夠導致人們的活動發生變化（即影響另一個人的自主神經系統活動）、情緒變化（使人們由激動漸漸歸於平靜，從皮膚表面電子的變化即可被證實）、保護鹽溶液中的紅血球不受滲透壓力的影響，以及其他發現等。這些發表過的研究，證明了人可以利用意圖，從遠距以及排除安慰劑作用的情況下，來影響異地的另一個生命系統，進而直接證明靈擺療癒者可以透過意念影響個案生理變化的概念。甚至你要注意，做遠距這項工作時，需在排除安慰劑的情況下進行。

他們還發現：

「這種轉變的機制究竟是什麼並不清楚，傳統物理力量似乎被排除在外，它完全不受制於距離和屏障可能的阻擋或削弱其力量。無論力量是如何被傳導的，它的出現顯示出影響者與被影響者之間存在著深刻的相互關聯。」（《遠距心理影響》，一〇四頁）

這也支持了靈擺療法可以導致生命系統發生變化，即使其機制尚不明確。意識和意念在靈擺療法中扮演重要角色，布勞德總結的這項研究建立了一個先例，證明即使是靈擺療法中的單一元素（靈擺療癒者對個案的心理影響），也足以引起正向變化，儘管其原因缺乏科學的合理解釋。

布勞德的敘述，支持以上說法：

「通常這些心理影響是以中樞神經系統、自主神經系統，以及免疫系統的生物化學與解剖學之間的聯繫來理解和解釋的……例如注意力和意圖，其對心理過程的影響比以往所知的更直接、更即時。直接影響心理提供了另一個額外控制系統，可以與身體內的解剖、化學和電學相互影響並且起作用。」（《遠距心理影響》，一〇五頁）

所以，那些懷疑論者和反對者認爲做靈擺療法是在自欺欺人，但其實他們根本不知道自己在說什麼。從實驗對比研究所發表的科學文獻已經發現，靈擺療法的一些主要假設已有科學實驗佐證：也就是說，一個人可以正面影響另一個人的生理；儘管這缺乏科學上合理的機制來解釋其發生原因。

所以我說，繼續做靈擺療法吧！科學正在努力迎頭趕上呢！

7

靈擺療法的力量：
四個基本要素

「魔法是藝術和形而上的科學，透過能量的蒐集和傳導來顯化個人的慾望。」

——雷文．格瑞瑪西

靈擺療法具有所有魔法的基本要素，說明如下：

1. 人人都有想實現的願望

在進行靈擺療法時，療癒者希望幫助個案（接受療癒的人），個案則希望疾病能治癒。靈擺療癒者也可能有自己的問題要處理。他們可能想要療癒自己與他人之間的關係，或者療癒社區的議題，甚至在某種情況下保護自己，或者追討別人積欠的債務。這裡的共同點是希望以有益於療癒者和個案雙方的方式來改變現實。曼利．霍爾（Manly Hall，歷史學家和神祕主義者）和愛麗絲．貝利（Alice Bailey，二十世紀最具影響力的新時代運動開創者之一）定義了任何非完全無私心的魔法，即是黑魔法。但我不同意他們的觀點，你可以渴望幫助某人，因爲如此會使你感覺良好；或者從某種程度上來說，你和個案彼此會從這個經驗中受益，而這絕對不是邪惡的。

2.「能量」被蒐集並傳送到世界，透過儀式而產生改變

魔法儀式眾多。高階魔法儀式很繁複，低階魔法儀式則很簡單。這些儀式的目的是讓意念動起來，以幫助參與者實現他們所期望的結果，而且儀式的進行在相當程度上是透過蒐集「能量」或產生「能量」來賦予魔法力量，並賦予它生命，使魔法能夠進入世界並產生影響。靈擺療法的儀式即是療癒的過程，以及我們所採取的療癒措施。我們蒐集的能量來自靈擺的旋轉動作，或可能是來自神性的幫助。我們尋求改變的是個案康復或情況改善。

3. 在圓圈內進行儀式

幾乎所有的魔法傳統，「圓」這個幾何形狀在儀式中都扮演很重要的角色。人們站在一個魔法圈內尋求保護，或者透過所產生的「能量錐」來創造一個圈。

「能量錐是在儀式中或魔法圈內產生的能量形式。通常，能量聚集成類似於圓錐金字塔形狀，或有點像圓錐的形狀。它通常用於傳輸能量，旨在幫助個案康復或實現願望。能量錐形成的方法有很多……能量錐一旦成形，即被釋出，使得魔法得以傳遞。根據使用的魔法類型而定，能量錐可透過視覺心像導引傳輸到人、地點或物體中，或者可以將錐體直接植入星光體層次來顯化。」

——《威卡教與巫術百科全書》，雷文·格瑞瑪西著靈擺旋轉所創造出來的完美錐形，令我感到非常驚訝，所以每次進行靈擺療法時，我們等於創造了強而有力的管道來傳送魔法，即能量錐，它將療癒魔法傳送到我們的世界。

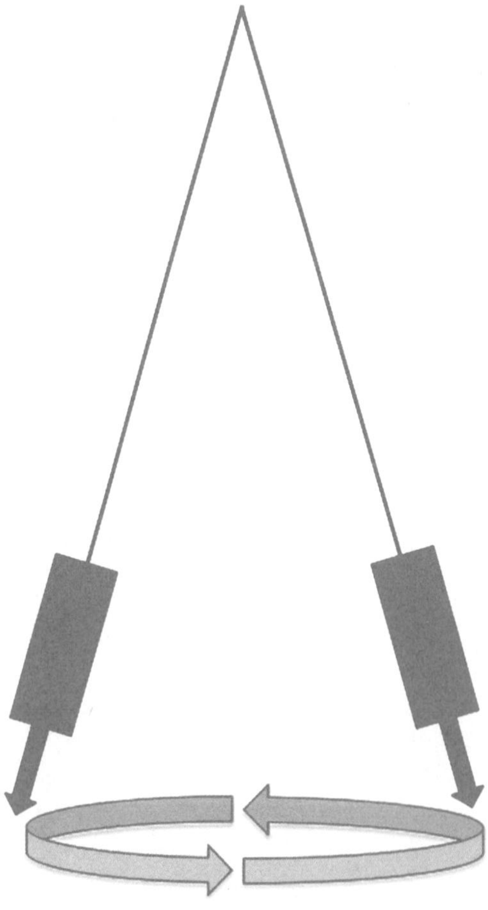

由靈擺旋轉所形成的能量錐

這就是爲什麼當我們說出靈擺指令時，靈擺即會繞圈旋轉，然後在療癒完成之後左右擺動。繞圈旋轉是在蓄積「能量」或「形成能量錐」，左右擺動則表示它已經完成工作，而且能量錐已經啓動。

4. 一旦完成這個儀式，魔術師即要放下對結果的期待

如果你的小我全神專注於療癒結果，魔法便無法生效。在魔法界中眾所周知，這是療癒者施展魔法卻無效的原因之一，因爲療癒者太在意結果，導致魔法失去了力量。

這就是自我療癒、或替朋友和家人療癒變得很不容易的原因之一。我們太專注於結果，因而降低了效果。當我們進行收費療癒時，也會有困難。如果我們覺得收取費用後即有義務達到效果，我們對結果的期望將會太強烈，從而削弱了魔法力量。

額外的提醒

1. 在靈擺療法中，魔法指的是深奧玄妙的祕法，這與魔術的巧妙手法和招數並不相同。
2. 魔法還有另一個選擇是祈請守護神靈協助。在文藝復興魔法中，魔法師會試圖與神或靈結盟來協助施展魔法。靈擺療法從未有此做法。雖然我們會邀請神靈來協助，但我們從不綁住任何誓約。祂們提供的幫助來自一個充滿愛的地方，我們發出邀請後，祂們也是自願選擇參與療癒，所以我們不欠祂們任何回報。
3. 請注意，我引用了一本關於巫術的書，因爲只有此書將能量錐定義得最清楚。然而，重要的是必須注意，靈擺療法雖不是巫術，但確實與巫術有些共同的元素，不過這些元素也存在於所有形式的魔法中，並非巫術所獨有。
4. 禱告和宗教儀式乃依據魔法原則而形成。說魔法是邪惡的人，大都忽略了這個事實。魔法本身並不邪惡。世上所有主要宗教信仰的信徒都在使用魔法，並參與魔法儀式而不自知。

8

靈擺指令的構成：話語的力量

「魔法哲學至今約有五至十萬年歷史（而科學僅能追溯到文藝復興時期），並總是聲稱世界是由語言所組成的。世界即是話語，如果你知道這些話語，你便可以把它拆開，然後以想要的任何舊方式重組起來。例如，梵語向來有神奇語言之稱。據說有一些拉格音樂（以特定節奏組合的聲音）可以使乾草堆冒出火焰。我在這裡想講的重點是，世界是由語言組成的。整個西方的宗教傳統始於不可思議的神祕陳述：『太初有道，道成肉身。』❶」

——泰倫斯．麥肯納

靈擺療法有個優越之處，即是它可以發出口頭指令來刺激效果並傳送意念。靈擺指令大多爲祈使句，發出直接命令（例如，「提高我的意識層次」）。靈擺指令從未以問題的形式構成（即疑問句）。這是靈擺療法與占卜探測術相異之處，因爲探測術的指令幾乎清一色皆爲疑問句。

因此，欲了解靈擺療法，必須考慮到文字、聲音和語言，因爲這些都是過程的組成部分。語言爲何如此強大？言語可以控制我們，甚至可以奪人性命。曾有數件「醫學詛咒」的案例指出，醫生突然告知健康的人說他們來日無多，結果他們竟眞的很快就歸西了。所有的政府和企業都用不間斷的宣傳手法來控制我們的語言。我們周遭環境的人（家庭成員、朋友等），不斷使用語言來告知我們，並將他們的世界觀和信仰加諸我們身上以製造安全感。而我們也在心裡喋喋不休地對自己這樣做，以讓自己的神智保持健全。沒有言語的世界是孤立的，人類將因此枯萎凋零。問題是，語言到底是我們想像出來的，還是有某些東西原來「就在那裡」呢？

顯然，在某種意義上，語言是由人所建構出來的，但是否有可能如泰倫斯．麥肯納所說，語言的能力不僅止於此？語言是否爲塑造世界的原始力量？他的論述認爲，語言是一種使用聲音的溝通形式，試圖創造出具體可見的物體，讓人「見」

❶道即是所說的話。你的話、你的想法，構成了你的生命。

了才可理解。他認爲，我們無意識地使用視覺隱喻來描述語言。例如，我能「看出你說這些話的意思」等。他覺得我們距離創建一種形式的語言只差一步，語言按照字面上講就是物體。難道我們只是如柏拉圖「洞穴寓言」所隱喻的牆上投射的影子，而語言是這影子的「模具」？

見神論者（如查爾斯・李德彼特）認爲，言語具有可能影響我們的物理形式，甚至自有生命，可成爲我們個人以及集體的力量，他稱之爲「意念」。據說天眼通的人看得見這些意念，而它們就像有機體，或說是精靈，爲人類帶來好與壞的影響。

在所有魔法的思路裡皆有語言，如歌曲、故事、或需要念出符咒的法術或詛咒等，語言占了舉足輕重的角色。同樣的咒語不斷重複，據說能夠改變我們和現實的世界。祈禱也是使用語言與神性溝通。

我假設說話的力量比書面文字更強大。如果沒有人把符咒念出來，帶給魔法書生命，它就只能靜靜地躺著，毫無用武之地。與此相關的是，威廉・布勞德進行的一些有趣實驗，研究人的意念對生命系統的影響，總結在《遠距心理影響》一書中。他發現，即使不知道該過程的生理機制，人們也可以藉由意念來影響生物系統（例如，保護紅血球不受鹽濃度變化所影響）。就我而言，這意味著在療癒工作和魔法方面，使用哪些字眼並不是那麼重要，重要的是字眼背後的意圖。意圖可以影響現實，即使你不解其中奧妙。你可以在不理解作用機制的情況下，依然獲得預期成果（例如，即使不知道意圖如何作用，依然療癒了某人的胃痛）。所以，這些話語在某種意義上就像占位符（placeholders），指出意圖該去的方向。

唯物論者、懷疑論者和那些所謂的「理性」民眾或許會感到失望，因爲意識經證實是一個難懂的概念。他們聲稱意識全部只存在我們的頭腦裡，並且無視於許多明顯反駁的例子，強烈暗示著相反的看法。約翰．洛伯醫生（John Lorber）指出的例子，是我最喜歡的。有些人因爲腦積水，可說幾乎沒有腦，但他們仍能正常生活。洛伯醫生所研究的這些人當中，有一位甚至擁有數學的碩博士學位。若果如此，怎麼可能如唯物論者所說，意識「全部只存在頭腦裡」呢？因此，靈擺療法已超乎科學對人類、意識和現實解釋的極限。我們正置身於科學尚未理解的領域中。

確實，語言在這一切當中起了一些作用。最終，有趣的是我注意到，使用象徵符號似乎不如靈擺指令的字語般強大。同樣的，書面文字似乎也不像口頭話語般強大，儘管只以意念下指令似乎與大聲說出來一樣有效。我總結的想法是：意圖比我們所使用的話語更重要，而這些話語指引著我們的意識，使它有了方向來塑造現實。

9

沒有靈擺時：
一個有效的替代方法

如果沒有靈擺，用手指也可進行療癒。動手指也可造成變化，所以，手邊沒有靈擺時，即可改用手指。

方法如下：使用你慣用手的食指與中指，指向地面，順時針旋轉，口中同時說出指令。持續旋轉手指，直到你滿意爲止。沒有限定多少時間。順時針旋轉使願望實現，逆時針旋轉使不好的狀況消除。

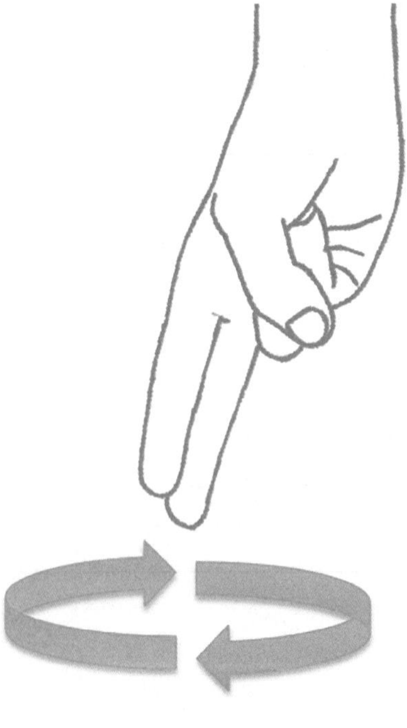

我第一次用手指代替靈擺，獲得難以置信的結果。我太太去蘋果電腦商店修理她的 iPhone，依情況看來，修理費用不便宜，於是我旋轉著手指說：「我們維修這支 iPhone 將會倒賺一筆。」在店裡修理完後，我們測試了手機，它還是壞的。我並沒有懷疑魔法的效力，但我還是多做了幾次手指旋轉，同時說出「以最大的福祉來完成，一切問題都會迎刃而解」。接著，店員就說要給我們一支價值數百美元的全新 iPhone，並且完全不收取任何維修費用。

如果你想要與他人有所區別，或者身邊剛好沒有靈擺，偶爾可嘗試以手指作爲靈擺。這是個很好且有效的替代方法。

10

靈擺療癒的進程：十個階段

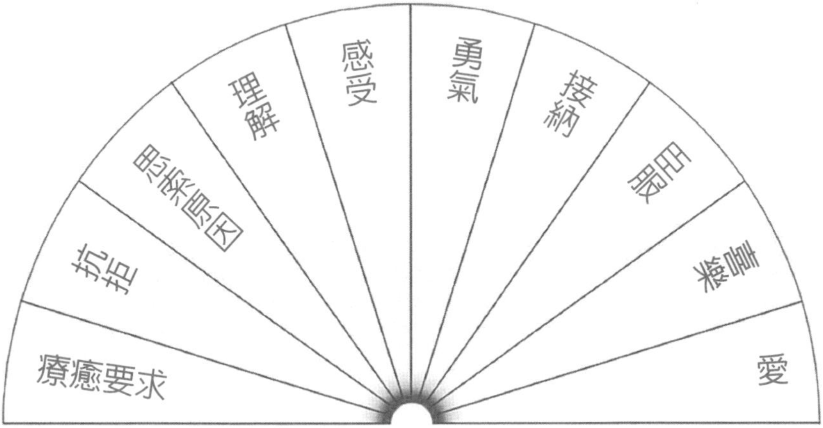
療癒要求
抗拒
思索原因
理解
感受
勇氣
接納
臣服
喜樂
愛

上圖簡單說明了我所知的療癒個別階段，可用來檢測個案的療癒進程。你可以用靈擺來激勵個案逐步完成療癒階段。

使用的靈擺指令（請適時適地修改爲自己的版本）：

「帶領個案逐步經歷療癒的各個階段，使個案到達『愛』這個階段。」

靜待靈擺停止旋轉，歸於平衡。可能需要多做幾次療程，才能到達「愛」這個階段。

我覺得沒有必要記錄負面情況，因爲見證負面事物只會增強其效果。所以，上圖只專注在正向的改變。

某些階段或許會使你懷疑療癒工作是否生效。比方說，個案從「療癒要求」階段開始，接著到達「抗拒」階段，個案會激烈地（無論是有意識或無意識地）抗拒療癒。抗拒應視爲正向階段，因爲這其實是療癒的必經過程。

同理，個案到達「感受」階段時，將產生各種情緒，如懼怕、沮喪、悲傷等，但這階段是必要的。如果個案沒有歷經此一階段，便無法完全得到療癒。請將這些情緒視爲療癒奏效的跡象。你的任務是在能量上支持個案，讓個案知道允許憤怒這類情緒湧現是沒有關係的，他（她）應該盡全力去感受這些情緒，即使這麼做讓人很不舒服。假若個案能讓情緒得到釋放，進而消失，完全療癒的機會就比較大。善用你的判斷力。在某些案例中，個案或許需要療癒者或精神科醫師的專業協助。你的職責是給個案空間，應個案的要求來提供支持。

以下是療癒過程各階段的扼要說明：

●抗拒

療癒的第一個階段往往是抗拒。在此之前，個案可能無感或是否認。抗拒的特徵就是個案向你抱怨健康問題，但當你建議要給予幫助時，個案卻加以拒絕。

●思索原因

此一階段的個案，健康開始出現問題，他們開始尋求對策。他們可能會在這時提出問題，或前來尋求你的幫助。

●理解

個案體認到身體有毛病了，並試圖理解狀況以助他們尋求解決之道。

●感受

個案開始感受到病痛帶來的情緒衝擊。悲傷、怒氣、忿恨、沮喪等，皆爲常見的情緒。個案往往感受到情緒上的痛苦。

●勇氣

個案現在感受到情緒，而且有勇氣採取行動來改善健康。他們也能勇於面對因現狀而產生的恐懼，繼續他們的人生。

● 接納

個案不再奮力抵抗健康問題。他們接受了病痛的現狀，不再浪費精神能量來對抗。

● 臣服

此處比較妥當的講法是放鬆所有緊繃的壓力。此一狀態不會持續太久，但其特點是「無負重感」，所有的負荷都已放下。

● 喜樂

誠心臣服者，其所有的壓力將完全釋放，滿心喜樂。

● 愛

此處指的是人與上帝之間的愛。喜樂使人了解到我們彼此和神性都是一體的。萬事萬物皆以完美的方式展現自己的美。這即是人類覺醒的最高境界。

附　錄

【附錄1】
常見問題Q&A

Q：所有靈擺可否存放於同一個地方？我把所有的靈擺都放在毛氈袋內，它們是否會彼此影響，以致失效？

A：是的，你可以將所有的靈擺存放於同一個地方。唯獨環球靈擺（Universal Pendulum）必須存放於木盒中。爲什麼呢？因爲大多數療癒用黃銅和木頭靈擺會自我淨化，任何吸附在上面的東西（能量），皆會因靈擺放射出的能量而被淨除。因此將所有靈擺放在一起，彼此間的影響是短暫的；而當分別把靈擺取出使用時，影響即迅速消失。

Q：如何淨化靈擺？

A：若不確定黃銅或木頭靈擺是否已經自我淨化，只要在木頭表面輕輕地敲三次，便可淨化了。水晶靈擺則需要較繁複的淨化手法。

Q：是否可借助靈擺來說服我父親去給專業醫師看病？這算是侵犯他的個人自由（或是違背因果）嗎？

A：我個人是不會用靈擺說服任何人去做任何事。相對地，你能夠做的是用靈擺祈求：「在父親最大的福祉下，幫助他清楚看到所有可供他選擇的療癒方法。」或是：「在父親最大的福祉下，將他轉變成開明的人。」

你也可提高你父親的意識層次。

在此的想法是，我們要在尊重別人的自由意志和生活方式下幫助他們。所以當你間接地這樣做之後，可改變妨礙他人作出明理決定的狀況。然而，最終他們還是必須自己決定。

此想法的另一面向是，身爲療癒者，你也必須臣服於結果。懷著耐心與愛心繼續做你該做的事，但不要預期有任何結果，也不要指望父親會如你所願。我知道這樣講，你很難接受，因爲我們眞的很想幫助我們所愛的人；但與此同時，身爲療癒者，放下對結果的執著也很重要。你只要提高你父親的意識層次等等，他也會因此改變心意的。

Q：對靈擺下指令時（例如，傳送出藍綠色的能量），指令送出的究竟是內在還是外在能量（電磁波/電子波），你並未加以區分。是因為針對初學者而簡化嗎？

我有內在與外在的能量色。我的外在能量色通常是靛藍，代表電磁階段。身體健康時，我的內在能量色通常是藍色或靛藍（如果健康狀況很差，偶爾會呈現黃色等），兩者與我的健康相關。所以，我的問題是：當你使用靈擺指令把健康提升到藍綠色時，你試圖改變的應是內在能量色（磁性階段），但是影片中你似乎沒有特別說明這點。請問你使用這個方法的原因為何？

A：我沒有將這兩階段區分爲電磁與電子，是因爲這樣等於假設靈擺能量是以

「波」的形式放射，對此點，我抱持相當懷疑的態度。此外，除了使用錐形靈擺之外，我也找不到實際方法來測試這個假設，而且我做的這個錐形靈擺實驗也並未獲得確定性的證明。並非說我是對的，只是此刻我尚未確信靈擺所放射的是能量波，所以，我無法認同靈擺放射的是電磁或電子。

至於你觀察到的內在與外在能量色，代表著磁波與電波階段。我認爲體內、體外的能量都是藍綠色，因身體健康時，我感覺到的每個細胞、組織、器官都是藍綠色。

但這並不代表你是錯的。就如同瞎子摸象一般，我們講的似乎是同一種語言，但因兩者存在著細微差異而造成了不同。我們看的是同一事物的不同面向。我也不確定你是如何量測內在與外在的能量色。

我建議你先接受我所教的，然後再與你所知的其他系統比較，依據你的目的做必要的修改。

若基於某種原因，你覺得靛藍能量色比藍綠色更適用，有可能這是屬於你特有的。就繼續用吧！大自然中本來就存在多種變異。所以，我建議的藍綠色指的是一般性的健康，但我想有人可能天生就顯示不了藍綠色。這說明了爲什麼某些人的能量無法轉變爲藍綠色。所以，最好永遠在靈擺指令中加上一個限定條件：「在此人最大的福祉下進行。」

Q：用靈擺祈求問題答案的最佳方式為何？

A：使用是非題，對我而言最合用。只要放輕鬆，說出你的問題，讓靈擺懸於「是」或「否」，或左圖的上方：

是

否

我通常會將靈擺懸於中間位置。你會發現靈擺開始朝向「是」或「否」移動。若擺動的方式不對，請靜待一會兒。若靈擺完全不動，則表示沒有正確答案。

我只在療程中詢問靈擺問題。我幾乎從來不問人生的問題，或像很多人一樣用來占卜。這就是我的方式。

Q：你會使用診斷圖表嗎？

A：很少用。我個人覺得診斷負面狀態，意義不大。有時，我會在療癒前後都檢測指數來作爲比較，但我並不記錄療癒前的指數。現在，我越來越懶得多此一舉地檢測療癒前指數，而是只檢測療癒後指數，看看能量是否有達到最高的水準。我經常使用的診斷圖表只是指出我該進行的下一步驟而已。我會在一張圖表上列出所有已知的療法，當我不確定的時候就檢測，看我下一步該進行哪個療法。

Q：理想情況下，靈擺停止旋轉需要多長時間？

A：一般不需太久時間。通常不到一分鐘。某些人或某些情況下，可能要多點時間。時間越久，表示靈擺做的「事情」越多。盡可能等待靈擺停止旋轉，變成左右擺動比較好。假使等待時間過長（例如，超過五分鐘以上），試試看你能否修改指令，這麼做有時會有幫助。另一個方法是暫停，等個一分鐘，然後再度說出指令，有時這麼做可加速進行。

Q：我該如何療癒自己以減輕體重？（我嗜吃甜食，停不了口！）我該給靈擺何種指令，才能達到最適當且最健康的體重？

A：導致體重上升的原因有很多，有些屬於基本生理問題（攝取的熱量大於運動時所消耗的），其他原因則多在靈性本質上（過度致力於上半身的脈輪，以致體重增加來接地氣；或是爲了保護自己免於他人能量的入侵，所以把自己變胖）。因此，要達到理想體重的關鍵在於，找出增胖的原因。此外也請記住，體重增加不一定代表眞的胖。肌肉有質量，所以，肌肉增加時，體重也會增加，這是好事。別太在意體重計上的數字。

以下爲「與體重相關」的靈擺指令：

「我深愛自己，無論我的長相或感受如何。」

「我現在的身材很完美，我全然地接納自己。」

「我輕鬆完美地達到理想體重。」

「把我轉變成喜愛健康食物的人。」

「允許我獲得安全感，不需要為了保護自身而把自己變胖。」

「允許我對自己的理想身材有安全感。」

「將我多餘的體重轉變為生命力與健康能量。」

「將我的身體智慧提升到最高層次。」

「將我對飲食與食物的意識提升到巔峰。」

「將我的壓力／焦慮降到最低。」

「將我內心的自在感提升到最高。」

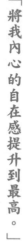

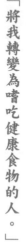

「將我轉變為嗜吃健康食物的人。」

「將我對食物選擇的意識提升到最高層次。」

「輕鬆完美地移除我『獲得／失去』健康體重的阻礙。」

「我可以實實在在地活著，不必暴食或過重。」

切記，愛自己才是最重要的。即使你目前的身材並非最理想，仍請你敞開心房接受這觀念：愛自己身材本來的樣子。很多人自我折磨，因爲他們對自己的身材懷有負面觀感，然而這全是自己想像出來的，與現實無關。我個人認爲，好好愛自己，如實地接受自己，才是最首要的。

Q：說出靈擺指令時，需重複多少次才能得到最佳效果，可有一般性原則可供遵循？

A：沒有一定規則。我會每天嘗試一次。你也可以透過簡單的數字圖來查看你可以多久執行一次，或者你可以用其中一個圖（例如，生命力指數圖），查看是否需要更多的工作來提高它。

Q：如果阻塞是起因於詛咒、妖法、厄運或黑魔法，去除這些阻塞的指令是什麼？

A：你必須使用靈擺，將你從詛咒、妖法、厄運或黑魔法中釋放出來，然後祈求強而有力的靈界保護者來助你一臂之力。

向靈擺說出下列指令：

「我將愛傳送給自己，以及對我施加詛咒、妖法、厄運或黑魔法者。」

「我愛接納，並且原諒他人與自己。我現在自由了。」

「將我從詛咒、妖法、厄運或黑魔法中釋放出來。我現在自由了。」

「保護我免於詛咒、妖法、厄運或黑魔法所害。」

現在來到靈界保護的部分。如果你有強大的神或女神或其他靈界幫手，請求祂們保護你，免於詛咒、妖法、厄運或黑魔法侵害。

我在峇里島的老師，終其一生都在保護人們免於黑魔法侵擾，而且他和濕婆神的聯繫很強。一旦詛咒、妖法或厄運淨除了，我都會請求我的已故恩師和濕婆神來保護個案。因爲我已經進入療癒家族一脈，所以我能請求他們協助，他們也會保護我們。你可以懇求任何力量強大且願意幫忙的神祇或天使等。

總結來說，請使用靈擺來命令詛咒破除，接著請求神靈的保護。

但是請注意，有時情況比這更複雜。最近我幫助一個在德國的人，破除了他前世帶來的詛咒，使他得到釋放。我花了約兩個月的時間來解除詛咒。他在我的指導下用靈擺進行自我療癒，最後我還從靈界下載訊息傳遞給他，幫助他化解詛咒。接著，他還必須利用我給的資訊和其他額外訊息（這些訊息只有他自己知道，因爲那和他的前世有關），進行一個特殊儀式——他必須進入深層靜心來尋求答案。一旦他知道怎麼做之後，我就能引導他完成儀式，最後詛咒終於破除了。他的情況很獨特，所以，有時候如果簡單的方法行不通，便可能需要更深一層並嘗試其他方法，或是請求有類似經驗的人協助。

Q：我想幫忙療癒的那個人，因為宗教信仰的關係，拒絕我在他身上進行任何療癒。他認為唯有耶穌能醫治他，諸如此類的。不過，很久以前我參加過一次訓練課程，那裡的指導老師建議我們，可請求這位有意識地抗拒療癒的當事人的「高我」，允許我們為他的身體進行療癒。我們經由肌肉測試來取得答案。當時我們詢問了他的高我，是否允許我們為他療癒，並且確實獲得清楚地回覆。對此，你有何看法？

A：如果你不確定是否該爲某人進行療癒，詢問個案的高我，是個突破關卡的好方法。你可以利用靈擺和簡單的「是/否」圖來判斷。然後在療癒過程中，要求在個案最大的福祉下進行。

Q：我罹患第二型糖尿病已經五年。我不吃藥，但最近血糖升高時，我會一日服用一千毫克的「每福敏」（Metformin）。請問能否使用靈擺來幫忙？

A：是的，靈擺可以幫忙。

除了進行我已經告訴你的療癒程序，例如提高接受力、提高生存意志等，等到你進行到最後（療癒個別階段之前），請嘗試以下指令：

「將我的血糖降至正常濃度。」

「提升我的細胞吸收血糖的能力。」

「提升我的細胞正確回應胰島素的能力。」

「將我的胰臟能量感應色轉變成藍綠色。」

「提升我的胰臟生命力至最高點。」

「提升我的胰臟生存意志至最高點。」

「降低我的細胞對胰島素的抗性。」

「將我的細胞能量感應色轉變成藍綠色。」

「提升我的細胞生存意願。」

「去除我血液中多餘的血糖。」

你也可以自行創造相關指令來補足我可能漏失的部分。神奇的是，我們的身體能理解這些指令，也會做出回應。

請務必與醫生密切配合，並監測你的血糖濃度。我療癒過的一個個案沒有成功，因爲他的身體治癒了，但胰島素劑量因此變得太高，導致問題產生。

當你爲有在服藥的人進行療癒時，務必要與醫生密切配合，隨著病情改善而調整劑量，因爲所有的藥物都是毒，能讓健康的人產生毛病。

Q：若將靈擺療法和其他療法合併使用，是否會更有效力？

A：靈擺療法能與任何療法並用，包括主流醫學在內。若想與另類療法（如能量療法）合併運用，我建議你按照標準療法程序進行，先打開個案的接受力、改變能量感應色等，然後在到達最後一步（見前述第10章「靈擺療癒的進程：十個階段」說明）之前，爲第二型糖尿病患做能量療癒。如此等於爲能量療癒鋪路，效果更佳。靈擺療法最優越的一點就是能與任何形式的療法相結合，令效果倍增。

Q：面對面靈擺療法的效果，是否比遠距療法更「強」？抑或兩者相同？

A：爲個案面對面療癒，效果不見得更強。「療癒強度」取決於個案和當時狀況，所以和個案的關係較大，而非療癒方法（即面對面療癒或遠距療癒）。有意思的是，有些療癒者發現，最有效的療程都是遠距進行的，但這道理也非放諸四海皆準。

Q：靈擺療癒者本身的健康狀況，是否會影響效果？舉例來說，在疲憊或身體微恙的情況下，療癒能力是否會下降？或是會將己身的疲憊或疾患轉移到個案身上？

A：依據個人經驗，我尚未發現靈擺療癒者本身的健康狀況會影響到個案。這點有異於其他療法（如能量療法）。使用能量療法的療癒者，本身的健康會影響到個案。這就是靈擺療法的美好之處。療癒者與個案之間，幾無能量的直接傳導或融合。乾乾淨淨。

Q：靈擺療法需時多久才能生效？

A：隨時能生效。可能是立即生效，或歷經數小時，甚至數日。療癒之後，你幾乎每次都會發現個案或許狀況有了正向改變，但由於變化需要時間，所以效果可能很細微，不容易察覺，除非你非常留意觀察。此外，人的身體好轉之後，往往會遺忘自己的感覺，所以很多時候你不會知道何時生效。你就別爲此擔心了吧！

Q：使用靈擺可能影響他人嗎？這和我使用咒語的方式是一樣的嗎？或者還有什麼能使靈擺發揮最大功效的注意事項，是我應該知道的？

A：簡單回答你，這是肯定的。我不知道你想做什麼，所以我只要求你一定要以「好的意圖」爲出發點，將力量用在療癒與幫助他人之上。

Q：不知道我能為剛喪偶的人做些什麼？我覺得很矛盾，因為他們感到悲傷是必然的，所以是否有何方法能幫助他們這段路不要走得那麼辛苦？

A：你當然可以使用靈擺來做點什麼，拉他們一把。進行療法的標準程序，尤其是「靈擺療癒的進程：十個階段」，就能幫上他們的忙。你也可以將他們的意識提升到最高層次（把它當成靈擺指令來運用）。此外，「幫助這個人從每個狀況當中看見美善」，或是「幫助這個人感受到應感受的，看見需要看見的，知道有人愛他們」。我不會干預一個人的自然進程。這些指令是在支持他們，可是無法令他們不哀傷。實際上，指令只是幫他們用健康的方式哀悼。如果你想的話，也可以問他們，你該如何支持他們。

Q：哪種材質的靈擺最好：黃銅、白銀、紅銅、水晶？

A：靈擺的最佳材質爲黃銅與木頭。以這兩種材質做成的靈擺很容易找到，銀、紅銅和水晶靈擺有時候行得通，有時則行不通。

Q：若某人失去意識或呈現昏迷狀態，我們能否幫上忙？

A：我會進行整套標準程序，並輔以下列指令。

向靈擺說出下列指令：

「**在此人最大的福祉下，恢復他（她）對身心協調的感知。**」

「**移除意識的所有阻塞。**」

「**將身心協調的意識提升到最高。**」

「**停止昏迷狀態，令此人回復正常。**」

如果你與此人熟識，可以將愛傳送給對方，或傳送訊息給對方。在旋轉靈擺時說出來即可。

此外，昏迷的原因也能給予療癒步驟一些提示（例如，若是創傷造成的昏迷，請療癒創傷。依此類推）。若昏迷為創傷所致，你可能需要進行靈魂復原，讓靈魂回到體內（見123頁）。

Q：我的奧西里斯靈擺放射出負極綠色，為了保護自己，我用鋁箔把它包裹起來。但你說過，不使用的時候應該把底座的螺絲鬆開，防止它放射出負極綠色。我使用奧西里斯靈擺時，應該更謹慎些嗎？

A：奧西里斯是很強的靈擺，使用上是安全的。但底座螺絲若未鬆開，就不要放在口袋裡隨身攜帶。底座螺絲一經鬆開，即無法放射負極綠色。

Q：我之前參加過課程，有傳授我們使用新靈擺的方法。我看過有人用呼吸或放在太陽神經叢輪冥想，甚至用靈氣符號。請問將靈擺和你的能量連結的程序為何？如何檢測其能量感應色？對此，你有何建議？

A：你不需要特別做些什麼。如果靈擺會自我淨化的話，你試圖用靈氣或冥想賦予靈擺力量，都無法持久，因爲靈擺永遠都會自我淨化。

你若想使用肯定法，例如：「這個靈擺具有療癒奇效。我總是屢試不爽。」如此能爲靈擺創造一個正面的咒語，因爲它是一個意念並圍繞著你，而非附在靈擺上。

Q：有一事我不明白。我將個案的能量感應色改變為藍綠色，療程結束後，我再度檢測，結果他的能量色變成次級的藍（似靛藍）。我該重做一次療癒，直到個案的能量色轉變為藍綠色嗎？（同樣的事情也發生在「靈擺療癒的進程：十個階段」，個案無法到達「愛」這個階段。）請問我總共需要重複療癒多少次？

A：個案能量下降乃屬正常。因爲他們用盡了你傳輸的「能量」。沒有硬性規定療癒需進行的次數。有些人僅需一次，有些人則經常需要靈擺協助。盡量將一切提升到最高層次。同時，個案也需要時間來整合。一日進行一至兩次，靜待個案整合後，再次進行。

Q：這段時間我都遵照你的建議，使用靈擺指令來幫助我「看見我需要看見的」，以理解我的疾病。但我不確定如何尋找答案，以及到哪兒尋找？或許你可以幫幫我。

A：這是一個難解之題，除非你願意向未知臣服。答案不是用找的。祈求答案後就忘了它，別放在心上，讓答案自己來找你。我知道這聽起來很像是「新時代」之類的說法，但這中間的作用，其實就如同《聖經》所言：「你們祈求，就給你們。」❶只要留心，答案自會顯現。答案可能以預兆的形式出現，可能是認識的人所帶來的訊息，甚至是塊告示牌或車牌。但答案出現時，你必須能覺察到。訊息若是很清楚，就付諸行動吧！許多問題肇因於訊息來的時候，我們沒有認真傾聽，或是聽見了卻沒有付諸行動。遇上與因果相關的問題，尤其如此。因果是我們要學習的人生課題，如此方能繼續向前邁進。

Q：你能否改變靈擺的能量感應色？

A：除非你用銼刀改變其形狀，或將之拆解，否則你僅能暫時改變靈擺的能量感應色。你可以要求它產生不同顏色，它會暫時改變（當你的心智還在控制它時）；但如果這是個自我淨化的靈擺，不久它就會恢復原色。並非所有的靈擺都具有自我淨化能力，但提到的這幾個則有：伊西斯靈擺和卡納克靈擺。若你的靈擺不具有自我淨化能力，你改變了它的顏色後可以持續一陣子，然而隨著時間過去，它會隨療癒工作和環境而吸納其他能量。若你不確定靈擺是否能自我淨化，請在木頭上輕輕地敲三次，即可淨化。

Q：我曾聽他人建議，對著新靈擺吹氣或將它置於流動的水下，即可加以淨化。有些人甚至建議為它填入太陽能或月亮的能量。你聽說過嗎？對此有何高見？

A：標準療癒用的靈擺，毋須如此。你提及的這些程序較適合水晶杖。依我個人之

❶馬太福音第二十一章二十二節：「你們禱告，無論求什麼，只要信，都必得著。」

見，這些對療癒工作完全沒有必要。

Q：「臣服」基本上只是說：「不論發生任何事情，我會使用我的靈擺解決！」似乎說比做容易。

A：在意識層面很難做到「臣服」。臣服代表放鬆壓力，不去想達到預期結果。我們對潛能的看法往往很侷限，我們緊抓住想達到的結果不放，這不僅對我們不利，還會形成壓力，讓奇蹟無法發生。臣服是比不在意更超脫的態度。就是既關心，同時又放下，基本上就是臣服於神性的意志。如此狀態下，奇蹟才有可能無預期地發生。臣服也是大門，通往人類意識的最高狀態、愛、直覺、與神性合一。

Q：何種礦物或水晶可推薦來做靈擺？

A：我不推薦水晶。如果一定要，石英材質的較適用。其他某些材質也可以。除非你鍾愛水晶，非要水晶靈擺不可。若已有水晶靈擺，我建議你花點精神找個可穩定運作的靈擺，對你比較好。

Q：現在北加州這裡四處都有大規模野火。我們可否使用靈擺來縮小火勢範圍，甚至完全壓制火勢？我知道這聽起來有些牽強。

A：我認爲做得到。但一場有警告意味的野火，對大自然是有實際助益的。我不會祈求阻止火勢，而是會專注在保護房舍或設施上。尤其是你或朋友在受影響區域內有房子的話，你可以進行靈擺工作來保護家園，還可延伸到保護其他東西。我曾使用靈擺來保護我的車。當時車子停在不太安全的區域，我擔心車子會受損。有個區域是我想保護但尚未有機會嘗試的，那就是戰區的民眾，或是飽受轟炸的地區。

另一個方向則是用靈擺來降低犯罪率。我在居住的社區做了些實驗，替不良份子聚集的地方消除負面能量，結果看到公園裡的流氓和無家可歸的醉漢有了很大的變化。流氓不見蹤跡，醉漢變得和善有禮。這些地區的整體能量的確發生變化。不幸的是，這是暫時的。後來搖滾樂團來到鎮上，負面能量即再次出現。有些地區似乎有靈性的染汙，你可以用靈擺加以清理。但是這些區域會再次被染汙，所以清理工作永遠做不完。如果你居住的社區不好，只要定期做，應該就能看到改變。

Q：是否可以用靈擺來判斷療癒者的能力或本領？

A：可以。你可以使用「是／否」圖，或爲此自己畫個圖。這很容易做到，例如分爲1至10級，10級代表最適合你的療癒者。

Q：療癒者的技術、素質或能力，會隨著時間而變化嗎？

A：簡短的說，答案是肯定的。療癒者在某種特定情況下、或與某一特定人員可能會達成驚人成果，但是在其他情況下或與其他人則無法達成。

Q：在療癒開始時檢查靈擺的能量感應色，你交代說不要記錄下來。這是因為我們的話具有力量嗎？

A：是的。靈擺療法的基本前提是我們說的話有力量，而且能改變現實。如果你在療癒一開始便記錄能量感應色，你可能就有「鎖定」該顏色的風險，使改變變得更加困難。儘管如此，對於療癒者來說，我強烈建議盡可能遠離診斷，只用靈擺來幫助你進行療癒過程。想看到變化的是我們的小我，還有我們負面的好奇心想知道人們哪裡不對勁。當你知道有問題的時候，最好直接進入療癒，在不影響療癒工作的情況下，盡可能地跳過診斷。

Q：探測用靈擺的能量感應色重要嗎？

A：據我所知並不重要，但發出白色或綠色的靈擺，也很適合探測用途。

Q：可否將靈擺區分為探測用與療癒用？

A：是的，你可以「專擺專用」。我有一個靈擺專門用於探測「是/否」圖，其他靈擺則只用於療癒。基於某種原因，做此區分讓我比較滿意。所以，專擺專用是很好的。

Q：為何你不使用波維斯生物能量儀（Bovis Biometer）？是因為有某些區域你不想碰嗎？

A：我曾探索過波維斯生物能量儀，但對我來說，感覺不對。它沒什麼不好，只是不合我用。請在你的工作中使用它，看你能否把我教給你的東西與之整合。重要的是你要意識到，我在此教你的是基礎，你可以朝百萬個不同的方向去發展。選擇對你而言最合用的，其他可置之不理。

Q：我注意到你的靈擺指令結構是基於兩種不同的方法，一個比較像肯定法，另一個則像是命令句。例如，「將我的接受力提升至最高層次」是一個命令句，「我總是很容易地得到很多錢」是肯定法。

上述兩個指令範例大可都用命令句，或都用肯定法，例如，「將我變成一個收

到很多錢的人。」我很好奇你如何選擇要用哪一種方法？你是基於何種理由作出一些肯定類型的指令而不用命令句？

A：好敏銳的觀察力！除了我的想像力有限之外，我將肯定句與命令句結合，有幾個原因。一是我希望大家理解，靈擺工作怎麼進行都正確。我找到了我適用的指南和想法並跟大家分享，但我希望大家不要視之爲公式而受限。盡量嘗試用自己的陳述來創造靈擺指令。二是在不同情況下，不同的口頭提示似乎更有力量。此時，我會仰賴自己的直覺和經驗。這種事情因人而異，所以，我盡量爲每一個我所處理的情況提供幾個不同指令，讓大家挑選和選擇。如果你有更多問題，請不吝告知。

Q：我有個想法。可否將指令寫在一張小紙片上，放進靈擺裡？

A：人們稱寫作爲「拼字」❷，是有原因的。因爲魔法書擺在書架上不動，是不可

---

❷ Spell-ing，spell 有咒語之意，-ing 表示動詞進行式。

能有所作爲的。需要人的語言和行動才能使咒語生效。靈擺療法也是一樣。書面指令的力量，不如說出來的話語那般強而有力。

Q：將我們的名字放在3×5大小的見證人卡上進行自我療癒時，我們該以第一人稱或第三人稱來稱呼自己，還是哪個人稱都無妨？

A：都無妨。有些人與自己連結，根本不需要見證人卡。你只要將靈擺懸在空中即可。除非你對自我療癒很有信心，不然我一般都推薦使用見證人卡。

Q：你在最後一堂課時簡短提及到，脈輪一個個平衡很冗長，所以你改成所有脈輪一次一起平衡。一次平衡所有脈輪當然是正確的做法。你說要將靈擺懸於被平衡者的太陽神經叢輪之上。如果要平衡脈輪的人就是我自己，該怎麼懸於我的太陽神經叢輪之上呢？

A：你可以將靈擺懸於掌心或見證人卡之上。與自我連結強的人，可將之懸於空中即可。

Q：我家前院草坪有棵樹一直在掉葉子，瀕臨死亡。我能用靈擺為我的樹做些什麼？

A：健康的樹是正極綠色。你可以檢測樹的能量感應色，必要時將它的能量轉變爲正極綠色。

Q：我在想，如果你療癒的人就坐在你前面，有無可能不使用見證人卡，就直接注視或專注在他（她）身上？

A：有的，但我通常會將靈擺懸在他（她）的太陽神經叢輪或想療癒的身體部位。

Q：據我了解，靈擺只能回應「當下」的問題，既不是「未來」，也不是「稍後」，對吧？

A：我通常不用靈擺回答問題。相反地，我用靈擺來改變現實狀況，同時將結果交付給神性，以免萬一我的願望不是出於我的福祉或神性計畫的一部分。

Q：你覺得使用靈擺指令以及無線療法密碼（radionics codes）有何差異，例如移除負面阻塞？

A：我發現無線療法密碼的效果較差。我創建了我自己的 DeLaWarr 無線電設備，雖然建置過程很有趣，但成效不彰。無線療法似能造成影響，但影響程度不大。實際上，我發現「紙」做的無線電機器比實體機器更有效。一方面是，無線療法密碼過於複雜，診斷程序需要涉入極深。它似乎是基於醫學模式，而不是形而上學的模式。絕大多數的無線療法療癒者都執迷於將此療法納入主流醫學而走入死胡同。不管如何，這只是我的經驗。也許其他人在使用這些設備時可以取得更大的成功。我仍然對此感興趣（一個毫無意義的機器竟可以影響現實）。如果你對無線療法有靈感，不妨嘗試使用其密碼，或它們所代表的意義。這會是一個有趣的實驗。但值得注意的是，靈擺指令具有話語、語言和形態場域／意念的力量，無線療法密碼則較爲抽象，形態場域／意念較弱，因爲使用者較少之故。

Q：聽說高階療癒者才能使用環球靈擺，你同意嗎？

A：除了簡易版的環球靈擺之外，我發現在高階療法中眞的不需要環球靈擺。我有兩個，但是賣掉了一個，因爲一次也沒用過。我用簡易版環球靈擺和伊西斯靈擺或類似的靈擺，什麼都能做。然而，簡易版環球靈擺很有用。這種靈擺是球狀，繫繩有彩色帶子或彩珠裝飾。你可以使用它來提供個案脈輪健康所需的能量。我正在設計一款新的靈擺，是以奧西里斯靈擺與簡易環球靈擺結合而成。

Q：如何幫助那些因為肢障或體重過重而遭到霸凌的孩童？

A：使用「創造和諧的人際關係」裡提到的程序（見124頁）。可能的話，找出霸凌者的姓名，讓彼此的關係和諧化。若不知道霸凌者的姓名，就使用替代方式（例如，「霸凌我孩子的所有學生」）。

你也可以用靈擺來強化受虐孩童愛自己的心。只要遵照書裡的步驟以及同樣的指令即可。

最後，你若能接受，可請求神靈界保護者的幫忙。找一位神靈或天使，既是「壞蛋」又兼具和善的。大天使麥可就很適合。

Q：能否請你詳細說明如何培養神聖女性/男性特質，以找到人生伴侶？

A：你的心理或精神，也許男性或女性特質較發達。你可能身爲女性但很男性化，或是位女性化的男子。

因此，除了使用與情感關係相關的靈擺指令外，還可進行儀式或祈禱，以榮耀你較弱的特質面向，並持續一段時日。比方說，你可以建一個聖壇，放上父親和男性的圖像，或是男性雕像，甚至男性生殖器像，以此方式來崇敬男性特質。你也可以向濕婆神誦經祈求。

欲強化女性特質的做法同上。一座雕像，或印度夏克緹女神像，或某位女性的照片，或是代表女性的物品，例如美麗的紗麗（印度女性傳統服飾）。重點在於和男性或女性神靈產生聯繫，並加以崇拜與敬愛。一旦獲得平衡後，即有助於你吸引人生的情感伴侶。

Q：靈魂復原以及靈魂碎片重新整合，需時多久？

A：速度可以相當快。你或許會發現需要多做幾次，但我都只做一次就夠了。

Q：你說靈擺應該是負極綠色，意思是不是說它應該在能量感應色表上也顯示為負極綠色？若是，我是否應該換個靈擺，或把它淨化成負極綠色？

A：是的，療癒用靈擺應該顯示爲負極綠色，也可以是白色。兩者都會奏效。不要想改變靈擺的顏色，因爲它會在幾秒鐘後立即變回原來的顏色。問你的靈擺：「你的能量感應色是什麼？」如果是負極綠色或白色，儘管使用。如果不是負極綠色或白色，請另換一個靈擺。

Q：關於「豐盛」的問題，假如是祖先或是基因所造成，使我們深信自己注定匱乏，該如何清理？

A：除了療癒自己，也要療癒祖先以及前世的靈。你也可以療癒家庭的其他成員。做法與一般療癒相同，但需把這些祖先的名字寫在見證人卡上。多管齊下的療癒，希望情況能有所轉變。

Q：我對上一堂課提及的法律案件有個疑問。如果我是律師，而對造律師極度霸道又卑鄙，並且勝券在握，我該用什麼靈擺指令？

A：方法有二：

1. 運用「創造和諧的人際關係」裡講述過的方法（見124頁），來使你與對造律師的關係變得和睦。還有，針對「愛自己」的課題來療癒（見121頁）。最後，尋求神靈的幫助，在訴訟期間保護你，並且將最終結果交付於眾生的最大福祉。

2. 用「愛」來療癒。沒有人在上法庭前會想到要防範「愛」的攻勢。在開庭日之前，照我今天所教的以及上一堂課給予的資訊，確保向所有人傳遞愛，包括對造律師。霸道又咄咄逼人的律師或許不會改變行為模式，但是根據我昔日的經驗，我曾親眼見到審判案件大逆轉，結果變得更公平。另外，問問你自己是否從這次經驗中學習到該學習的。你可能需要學習如何表現得更有自信。

Q：一個朋友得到生平第一個靈擺。我檢測了它的能量感應色，顯示為白色。現在她還在剛起步時用「向我顯示『是/否』答案」的階段。她到我家要看如何使用，結果每次她下了「向我顯示……」的指令，靈擺都幾乎不動，很難看出它到底朝哪個方向擺動。所以，我們嘗試了「向我更清楚的顯示……」的指令，它還是不動如山。是她需要更多時間來熟悉靈擺嗎？對此，你有何建議？

A：有時你需要輕推靈擺一下，讓它開始擺動。也可能是她手拿的角度所致。如果一切似乎都沒問題，請確認她是否準備好做療癒工作。如果她還沒準備好，療癒就無法順利進行。她可能還需要一些時間才能準備好。並不是每個人都已準備好要做這個療癒工作。你需要一定的想像力，並且需要改變認爲自己的潛能有所侷限的看法。

Q：**我向靈擺詢問我的健康狀況，我很失望竟然得到錯誤的結果。我跟靈擺提問題是自找麻煩嗎？**

A：沒有什麼比「負荷滿載的靈擺」更危險的了。如果我們非常想要某樣東西，就會得到錯誤答案。這就是爲什麼我不做任何診斷的原因。我只在當下用它來回答與我正在做的事情相關的問題，因爲結果不會帶給我任何既得利益。

Q：**你提到透過你的連結，是可能借助濕婆神之力來使用（你也提到祂是很好的保護神），但卻沒有提到祂是否有益於療癒？**

A：我的恩師曾在進行療癒期間祈求濕婆神的協助，那時他又再次目睹了黑魔法從中作梗。他覺得自己一直都在對抗黑魔法，濕婆神也一樣。

我只請求濕婆神保護。祂可以保護你在進行療癒這段期間的安全。但我不覺得祂是在執行療癒工作。

Q：當我說我「臣服」於更高的力量時，覺得自己很假，因為我不覺得真的有更高的力量。靈擺療法少了神靈的保護，還能奏效嗎？

A：精神上的事物是不需要靈擺療法的，除非你打算處理被邪靈（如惡魔、鬼魂等）附身的工作。若你是在驅魔，我強烈建議你請神靈幫忙。

Q：你如何得知與你交談的是靈界導師，還是高我？即使是自我療癒，我也抱持懷疑觀點。

A：某種意義上，若無法向人證明，就等於永遠無法真正「知道」。不過，我是真的知道，原因如下：如果我連結的是指導靈／高我，並要求指引，我照做之後，導致了變化（亦即奏效了），那麼我就知道我從某處得到了指引。這一切有可能全是我想像出來的，但是我有很多例子可證明指導靈說的我完全不解，但是對他人來說卻是完全有意義的，或者正是我需要知道／需要去做的事情。

我建議你不要讓自己涉入過多。自我懷疑是療癒成功唯一的阻礙。這就是爲什麼我一再強調，在療癒或靈擺工作中，最重要的是要學會信任直覺或是你所接收的「指引」。「指引」能以多種形式出現，可能是聽到聲音，可能是在腦海裡出現畫面，可能是看見徵兆，人們可能會來找你，出乎意料地告訴你令人驚奇的事情，也可能只是一種本能或心有靈犀。形式並不重要。此外，如果你有在「修行」，假以時日，你或許會相信一個神、天使或靈是你的盟友。即使這一切你都不信，我仍然認爲，相信你的內在覺知是至關重要的。

Q：你怎麼知道金屬或木頭靈擺具備自我淨化的能力？

A：這可從靈擺的形狀與材質得知。淚滴型以及水晶靈擺沒有自我淨化的能力。若是長形黃銅或木頭靈擺，側邊有環狀切割痕者，則具備自我淨化能力（如伊西斯靈擺）。

Q：你曾說過：「如果你知道某些指令用於特定的靈擺，就直接使用；不然，請使用自己的指令。」這表示特定靈擺配有專屬的指令，對嗎？請說明。

A：有些靈擺有專屬的指令，但實爲少數。一般我會說，不需要擔心這件事。基本上，你若拿到這樣的靈擺，製造者自然會提供你該靈擺專屬的指令。

Q：進行靈擺療癒期間，我會感到頭暈。這是正常現象嗎？

A：不，這不正常。這意味著你沒接到地氣，亦即與靈體連結過深，與大地之母的連結則不足。頭暈的時候，可以嘗試以下幾個方法：一、用腳趾抓住地面，或者赤腳走在大地上。二、使用靈擺強化海底輪，或做運動。昆達里尼瑜伽非常有助於平衡你的系統，使你既有靈性又接到地氣。

【附錄2】

靈擺療法所使用的執行圖表

接受力

對於靈修的人來說，接受力與生活中的豐盛有關。許多靈修的人在過去世曾發過要過著清貧修行生活的誓言，或者因爲想付出的衝動太強烈了，而對接受採取消極的態度。

當你在做檢測時，如果靈擺一直轉圓圈，表示你的接受力正處於最高點。這才是你療癒的最終目標。多餘的能量將會隨著時間繼續作用以提高你的整體接受力。

靈擺指令：

「我的接受力指數是什麼？」

「提升我的接受力達到最高點。」

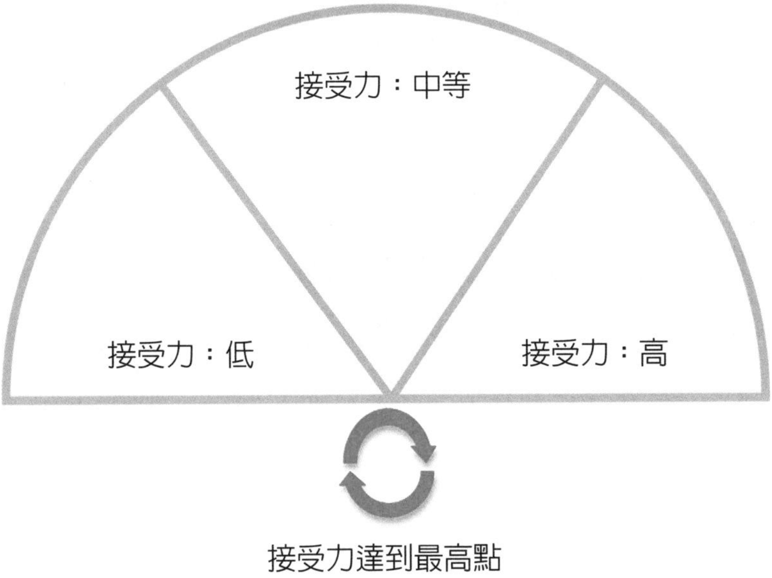
接受力：中等
接受力：低
接受力：高
接受力達到最高點

生命力

提升一個人的生命力，在療癒過程中是很重要的部分。如果你的生命力很低，就不可能健康。對於健康，生命力雖不是唯一的因素，但如果與任何療癒方法合併一起做是很好的。

靈擺指令：

「為了健康和幸福，改變我的生命力達到最高點。」

「轉變低落的生命力達到最高點。」

在全身和身體有問題的部位，使用這些指令。

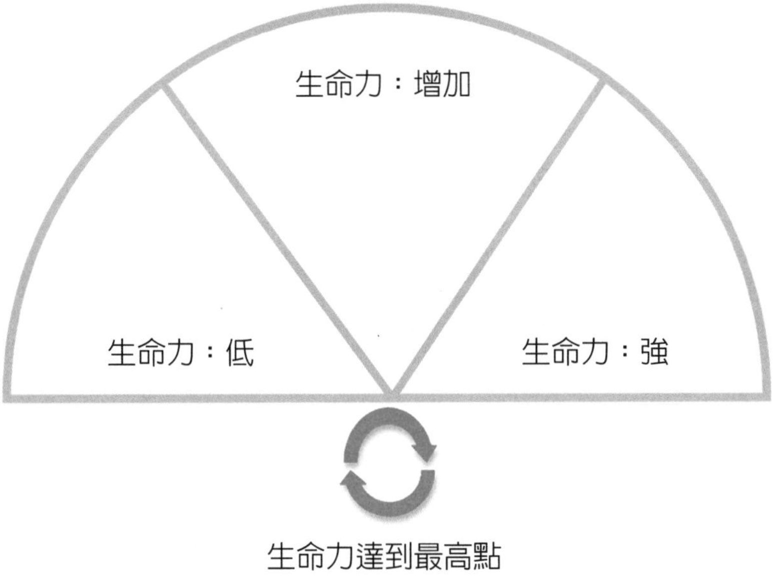
生命力：增加
生命力：低
生命力：強
生命力達到最高點

生存意志

檢測一個人全身和任何身體有問題部位的生存意志，可以提醒身體對生存的渴望，並同時刺激身體嘗試重新獲得健康。這對於有自殺傾向者和外靈附身者，也是有用的。它與生命力有關，但略有不同，所以在做療癒時，要同時改變生命力和生存的意志。

靈擺指令：

「我的生存意志指數是什麼？」

「我的＿＿＿＿（身體部位）生存意志指數是什麼？」

「改變我的生存意志達到最高點。」

「把我的＿＿＿＿（身體部位）生存意志帶到最高點。」

【附錄 2】靈擺療法所使用的圖示

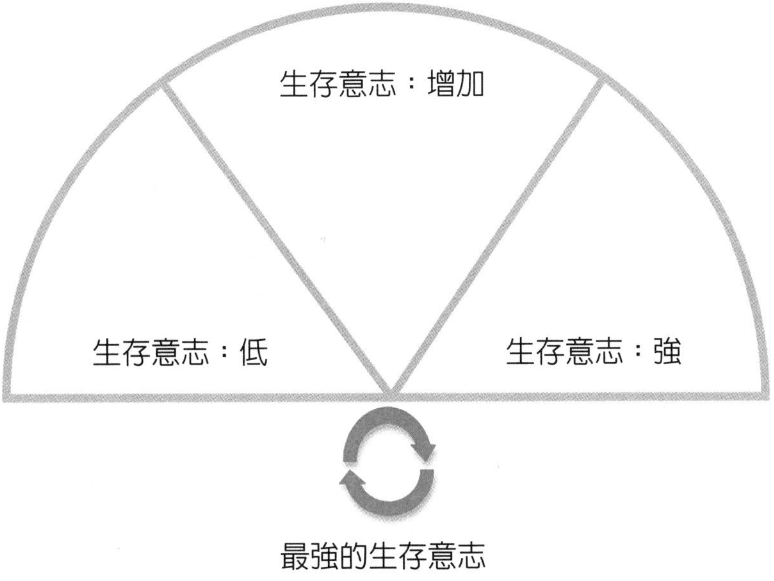

勇氣

使用左圖可以幫助你增加勇氣。即使你身處恐懼中，勇氣仍然可以作用。爲了顯化你的人生道路，能夠安住於未知的狀態是很重要的。未知可能令人心生恐懼，所以需要勇氣使你繼續往前進。

靈擺指令：

「親愛的（更高的力量）！請在完美的恩典下，增加我的勇氣到最高點。」

「增加我的勇氣到最高點。」

「增加我（身體有問題的部位）的勇氣到最高點。」

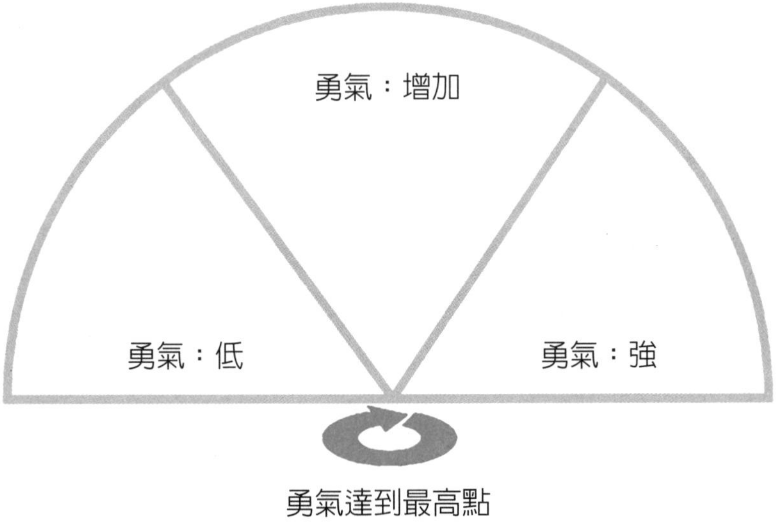
勇氣：增加
勇氣：低
勇氣：強
勇氣達到最高點

開展 vs. 封閉

當我們處於緊張、仇恨、恐懼、壓力等狀態，身體會封閉起來。當我們放鬆、有愛和有意識等，身體就會開展。

檢測你目前的狀態：

「我目前的狀態是封閉還是開展？」

「將我開展到達最高點。」

開展的狀態就是正在療癒中。此時會有新的訊息來到我們面前，因此，新的視角被打開，幫助我們用不同的角度看世界，並找到解決我們問題的方法，或者完全接受一切事物原本的面貌。生命力也能提高開展的狀態。覺醒可被視爲最高層次的開展。靜心和寬恕／慈悲也可以幫助達到這種渴望的狀態。

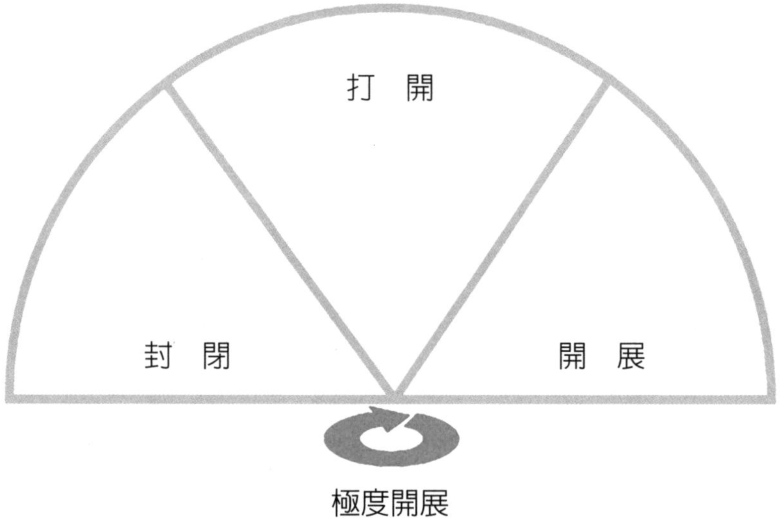
打 開
封 閉
開 展
極度開展

創造力

創造力是人類獨有的特點之一。自然界中，我們是最具創造力的生命體，創造力使我們顯得如此獨特。然而即便如此，許多時候我們仍可能會顯得無趣、缺乏創造力，甚至導致精神受挫。當我們的身、心、靈努力在自我療癒時，疾病的特徵就是缺乏創造力。提升一個人的創造力對療癒過程有很大的幫助，並能給予積極的支持，同時增加身體創造解決問題的能力來療癒他們的病症。

以下是有用的靈擺指令：

「為了我的健康和幸福，將我改變成擁有最高創造力的人。」

「在我最大的福祉下，提升我的創造力到達最高點。」

「把令我感到無趣的能量轉變成創造的動力。」

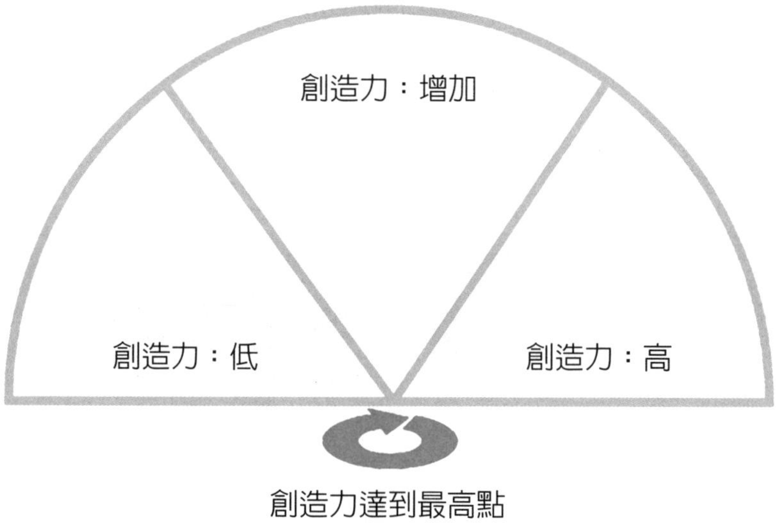
創造力：增加
創造力：低
創造力：高
創造力達到最高點

愛自己

令人驚訝的是，究竟有多少人不愛自己。我記得有一次我在靈修學校參加覺醒課程，那時我已經加入他們許多年了。我們研究了關於意識的各個面向，並進行了許多自我覺知的練習。當其中一個學生問我是否愛我自己時，坦白說我的答案是否定的，可知當下我有多震驚了。這眞是當頭棒喝啊！我怎麼會不愛自己呢？我已經住在這個身體裡幾十年了，我怎能不愛它呢？我發現許多人也不愛自己，而如果你不愛它，身體就沒有同伴，它便是孤獨的，這是造成疾病的一種根源。

爲了鼓勵你愛自己，你可以嘗試下列靈擺指令：

「把憎恨自己的能量轉變成愛自己的能量。」

「我是可愛的，我正享受著愛。」

「我看到自己是可愛的。」

「我愛自己。」

愛自己是一個過程，這需要時間。愛自己本來就是天生的，所以你要努力回到那個狀態。也許你需要療癒關係、創傷、寬恕等。自己找到一種方法去做。這對療癒和享受生命至關重要。即使你只是跨出一小步，如擁抱自己，或看著鏡子說「我愛你」，這已經算是跨出一大步了。使用靈擺指令來支持你。

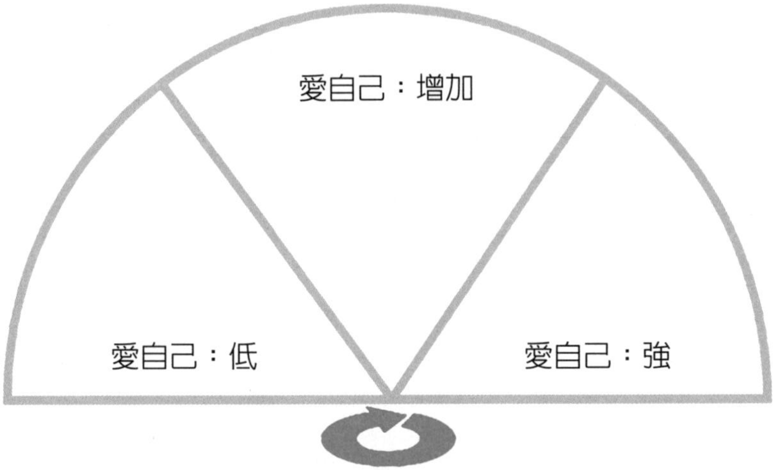

我強烈的愛自己

意識

低落的意識狀態對你的健康和幸福是不利的。負面消極、憤怒、嫉妒、憤世嫉俗等，皆屬於低落的意識。更高的意識狀態會改善健康，並且能夠讓你靈活地接收和感知更多的訊息。你有更多選擇，因為有更多種類可挑選，這表示你可以選擇你想要的，而不是受制於現狀去選擇。增強意識是強化力量的一種形式，但它是一把雙刃劍，有可能會把你帶離舒適圈。

靈擺指令：

「把低層次的意識能量轉變成高層次的意識能量。」

「為了我的健康和幸福，提升我＿＿＿（身體部位）的意識到最高點。」

如果你在靜心冥想時用靈擺檢測意識的指數，你會發現它到達非常高的層次。如果你是一個管道，當你在接收訊息時，意識也會到達很高的層次。

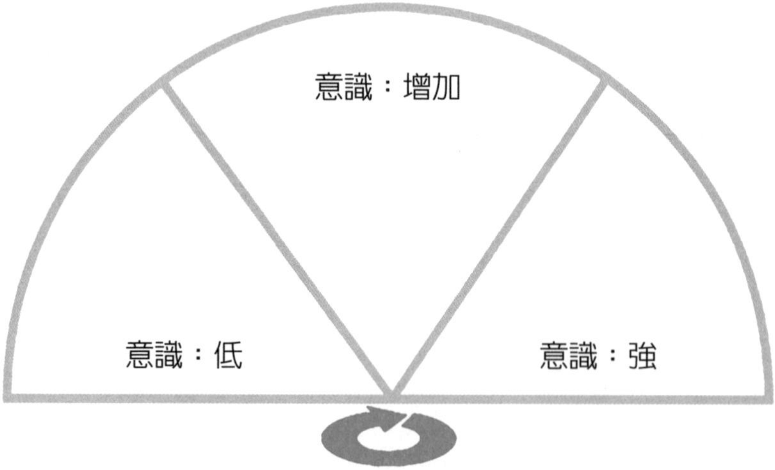

意識達到最高點

羞愧

由於錯誤的意識或愚蠢行爲所致的一種痛苦的羞愧感或苦惱憂傷的感覺。

——《牛津英語詞典》

羞愧是一種會使人削弱力量的情緒，可以阻止我們顯化自己的人生道路。我們當中有許多人都曾在這一世和過去世中，因爲我們與別人的不同，以及他人缺乏慈悲而感到羞愧。這個療癒的目的是要降低意念中羞愧的強度，以提升尊重自我和愛自己的力度。

靈擺指令：

「把羞愧的能量轉變成愛自己的能量。」

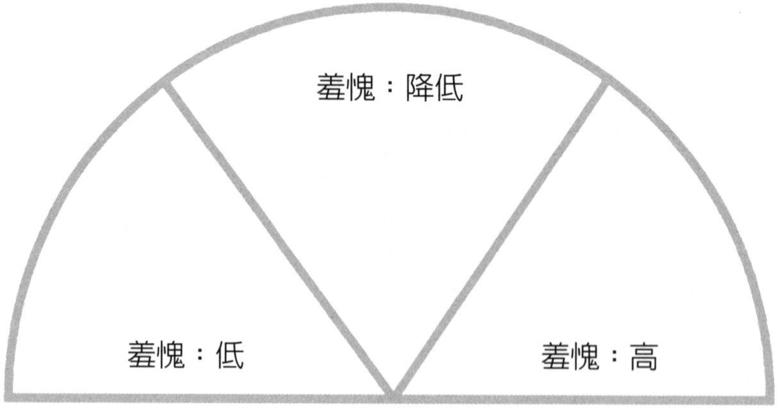
羞愧：降低
羞愧：低
羞愧：高

「降低我的情緒體、肉體和心智體中羞愧感的強度。」

「平衡羞愧的感覺，轉變成愛自己。」

「親愛的神／更高的力量，我將這些羞愧感交給祢，請求祢療癒我！」

請注意，這張圖表示我們試圖去「減少」羞愧。這與本書中的其他圖皆是「增加」的用法剛好相反。

萬用療癒圖

這是一個可以用於任何情況的圖。靈擺和圖示一起使用，可以作爲一個提示或協助問卜。只需填入你想提升的有意義的事物或情況即可。

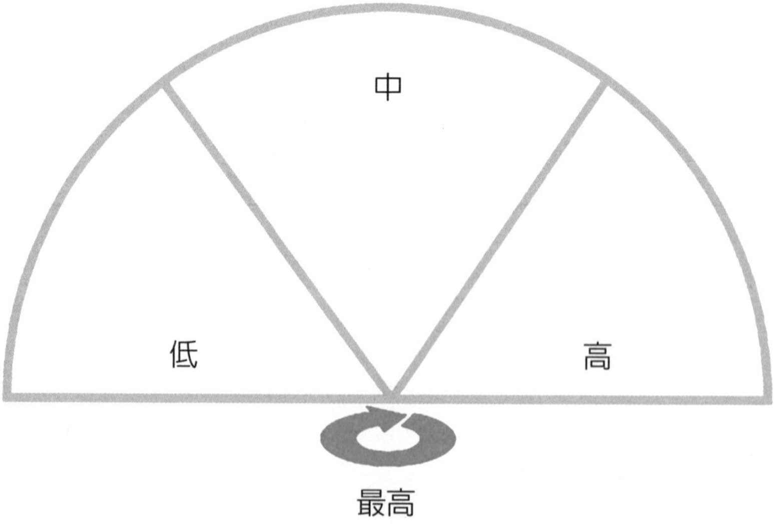

數字線圖

這是一個數字線圖，你可以用來檢測療癒這個人需要多少次療程，或需要任何和次數有關的檢測。你只需擺動靈擺，看看它擺動的數字來讀取數據。

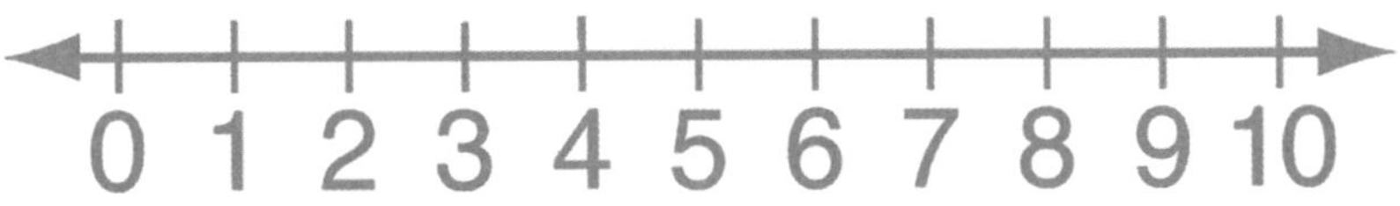

【附錄3】

造成疾病的原因

雖然我不相信靈擺探測術能發現疾病的原因，但我列舉了以下的清單，說明造成不健康的狀態到底有多複雜，而想改善一個人的健康，也不是單單只靠一種處理方式就能做到。

研究這份清單可以幫助你成爲更好的療癒者，但它也可以顯示出單獨一個療癒師能做的事是有限的。這就是爲什麼我們應該常常考慮替代靈擺療法的技術，並且尋求其他療癒師的療癒方法，因爲他們可能具備了我們所欠缺的專長或專業知識。

但這份清單還是不夠完整，仍然有些重疊的部分。

身體不平衡

- 酸性體質
- 欠缺：營養素、維生素等
- 身體問題造成不平衡
- 缺乏運動／運動過多
- 昆達里尼症候群（走火入魔）
- 睡眠不足
- 缺乏陽光
- 其他

細菌理論

- 細菌
- 病毒
- 朊病毒（傳染性蛋白質）
- 寄生蟲：例如，蠕蟲、原生動物、昆蟲

飲食

- 酒精過多
- 假食品
- 多餘的糖
- 麥麩
- 基因改造食品
- 缺乏重要營養物的維生素
- 缺乏天然食物的營養
- 吸菸過量
- 飢餓
- 脫水

環境毒素

- 電磁輻射
- 重金屬
- 暴露在毒素中

環境毒素

- 毒藥
- 汙染
- 地質壓力
- 負面意識能量場域

醫療性（醫源性，指因醫生的診斷、態度或醫治而引起的）疾病、傷害、死亡

- 藥物
- 疫苗
- 醫藥治療（例如，手術、化療）

遺傳性

- 遺傳／基因
- 家族模式遺傳下來
- 與祖先相關的缺陷

前世

- 業力
- 前世遺留下來
- 尚未解決的祖先能量

對創傷的回應

- 肉體的傷害
- 虐待：身體、精神或情感
- 不幸的童年經驗
- 過去的肉體創傷或驚嚇創傷

心理

- 心理疾病（各種原因）
- 壓力
- 肌肉疼痛／背痛
- 大腸激躁症

心理

- 心身疾病〔若有興趣，請參見馬里奧．馬丁尼茲（Mario Martinez）的相關著作〕
- 負面情緒導致的疾病
- 不願寬恕導致的問題（例如，癌症）
- 來自社會的負面假定（老年人都是不健康的）
- 醫療詛咒／安慰劑
- 因移情作用所造成的情緒疾病：為他人提供不適當的情感界限
- 疾病對人有一些有益的作用（例如，同情、控制）

疾病是一種「幻相」

源自信仰體系。如果你相信，你就會得到它〔例如，布魯斯．立普頓（Bruce Lipton）信仰和癌症的生物學〕。

你可以透過定義來修補它。

與能量相關的疾病

- 能量的釋放
- 協助釋放大量的低振動能量，例如，受寒或感冒。
- 受汙染的生命之氣
- 與祖先相關的缺陷疾病
- 脈輪問題
- 氣場問題
- 缺少或無力的能量保護罩

與能量相關的疾病
●需要接地 ●欠缺生命能量（若有興趣，請參見威廉．賴希（Wilhelm Reich）的相關著作）
疾病代表的意義
●每一個疾病都在傳遞訊息給你（例如，露易絲．賀（Louis Hay）的相關著作） ●這關於個人與靈性上的進化 ●這意味著你已經偏離了你的靈魂道路 ●疾病與不安就是在告訴我們，在生活的某些方面，我們已失去了平衡 ●與上帝／源頭分離的疾病

他人帶著意圖的精神傷害
●詛咒 ●不吉利的東西 ●精神攻擊 ●精神吸血鬼（情緒勒索）
負面外靈
●惡魔附身症 ●被負面外靈攻擊
外星人原因
●外星人綁架、手術／植入
薩滿
●靈魂遺失／破碎 ●失去力量的動物 ●力量損耗

行星影響	●太陽耀斑（solar flare） ●土星回歸至代表挑戰的位置
有害的靈性成長修行	●昆達里尼症候群 ●念咒召喚靈體
其他	●療癒危機 ●認為疾病是上帝的懲罰

【附錄4】

線上課程簡介與學員回饋分享

靈擺療法線上課程

你是否想把本書的內容帶入生活中呢？如果是的話，你可以考慮參加杭特博士依據本書所設計的線上課程。課程內容包括：

- 一系列共四個課程，每個課程約一小時（每個主題都是預錄的視頻）
- 你可以透過郵件向杭特博士提出問題
- 課程是預錄的（所以你不需要現場參加）
- 可登入 Facebook 群組

完成後將頒發證書。

欲知更多訊息，請登入：http://www.erichhunter.com/。

學員回饋分享

「艾力克·杭特博士的『轉出人生四大目標』技巧，是迄今為止我所學到最令人鼓舞、可增強力量和擴展延伸的課程之一。它所提供的方法，對於初學者或經驗豐富的探測使用都極富價值。」

——喬伊·德克爾（Joyce Decker）

「這個課程超出了我所有的期望！它可分成四個模組，分別處理療癒和健康、豐盛、關係和自我表達。這種強大的療癒方法以簡單易學的方式呈現，使我們能成為更好、更靈驗的療癒者。同樣的，它也提供我們能力去影響和改善生活的不同領域，包括個人、社區和全世界。我非常感謝艾力克·杭特博士及其在整個課程中慷慨給出所有的知識、智慧、時間。」

——瑪麗亞·桑多瓦爾（Maria Sandoval）

「每堂課之後，我會依照講義來使用我的靈擺，爲我的靈氣針灸療癒工作做延伸治療。靈擺是一個整合能量的工具，我以前並沒有納入在我的療癒個案中，但是我明白自己正在學習的這個療癒方法是多麼寶貴……感謝你。期待另一新課程！」

——黛安．克勞德（Diane Cloud）

「我發現艾力克的教學風格非常吸引人且細膩周到，非常簡單、流暢和資料豐富。我已經參加過許多電子課程，這是我覺得最好的課程。每週我都很興奮期待著上課。課程雖很短，但艾力克提供了非常有幫助的知識、有用的技巧和智慧，這些可以用來把世界變得更美好和利益眾生。『在恩典之下，以最完美的方式……』我強烈推薦艾力克．杭特博士提供的任何教學或服務。祝福。」

——雪倫 C.（Sharron C.）

【附錄5】

靈擺療法台灣個案分享

案例處理1

主要訴求：金錢豐盛

無論是靈性、頭腦、身體、金錢、還是物質問題，都是由潛意識裡不斷重播的負面記憶所引發的。所以，我（本書譯者）會用靈擺療法按以下的方法先清理，把可能阻礙金錢能量流的因素逐一清除，就如同清空容器才能裝下新的東西一樣。至於接下來要裝什麼東西，就靠你自己了。

提升接收金錢的能力

轉化負面的信念和制約。譬如你認爲需要很努力地辛苦工作才能賺到錢時，你就同時把不費力地接收金錢的能力降低了。所以，提升你的接收力，你只需快樂的打開門迎接豐盛就行了。

提升你的生命力

當你的生命力太低，也就是身體的振動頻率太低時，振動頻率高的豐盛就進不來。你的振動頻率只會吸引同樣的頻率，所以要隨時保持生命力到最高點。

提升你的意識

你的意識越高，就越能夠清楚分辨「需要」和「想要」的差異。首先，你要明白自己對所謂「金錢豐盛」的定義爲何，定下你的目標。顯化的形式，每一個人都不同。例如，乞丐的目標也許只是討到足夠一天溫飽的錢就覺得很豐盛，因爲這樣就不必餓肚子了。而當你在看 Facebook 的同時，世界上還有很多地方沒有網際網路或智慧型手機，但對我們來說，上網卻已經是理所當然的事。假設你在沒有食物或水的情況下，你覺得食物和手機，何者會讓你感到豐盛？譬如我的豐盛就是每年有足夠的錢到處旅行。所以，請靜下心來找到你內心眞正所要的豐盛，然後全然相信你可以實現。

提升和活化海底輪能量

海底輪與物質息息相關，也是主宰求生存的能量中心。當海底輪能量太低時，會害怕改變，因爲改變是對生存的威脅。害怕則會導致能量阻塞，以致和大地之母失去了連結，得不到滋養和淨化，進而影響物質流。所以要創造豐盛，海底輪一定要打開。

清理所有阻礙金錢豐盛的情緒

從源頭找出影響金錢豐盛的人（家人、同事、朋友、伴侶）和發生的時間點（家族、前世、童年、現在），並逐一清理。

調整人際關係，達到和諧

金錢豐盛來自與人的互動和連結，和諧的關係可以幫助你創造豐盛。要達到財務自由，個人的行動力和執行力是關鍵。豐盛不會自己從天上掉下來，靈擺可以清理阻礙的因素，但創造豐盛還是要靠自己去行動，提升自己的意識，改變舊有的模式，帶著覺知花每一分錢，放下頭腦裡的慾望。唯有自己完全相信和負責才能顯化，其他外在的東西都只是輔助而已。

想要金錢豐盛，就一定要讓金錢的能量流動起來。找到你可以使用的方法，讓金錢流動起來。請牢記：付出越多，得到的就越多。

• 案例處理2

主要訴求：健康——減重

基本上，身體肥胖可分爲由疾病或非疾病所引起的三種現象：

1. 卡路里過剩轉成肥胖
2. 身體過多的水分造成水腫
3. 身體的能量場太沉重

每個人產生肥胖的原因都不同，但可以用靈擺作爲輔助，從情緒、飲食、生活作息或疾病（例如，甲狀腺亢進）等方面著手，找到各方面可能的原因，並諮詢專業醫生協助處理。

處理過程：

● 調整整體能量。

● 清理厭惡情緒，轉變成平衡且無分別心。
● 清理羞愧情緒，轉變成愛自己。

清理造成肥胖的三個可能原因

1.揚升的徵兆/昆達里尼啓動

常常靜坐的人，頻率會提升，身體會轉成輕盈，如同吹氣的氣球，所以必須隨時練習接地，與大地緊密連結，釋放過多的能量，避免累積造成肥胖。

2.自我保護

因著過往可能的創傷，爲了保護自己，就把肥胖當成保護的盔甲戴在身上。

3.沉重的能量場

周遭的環境、人、事、物都是造成能量場沉重的原因，進而導致肥胖。

- 提升接收療癒的能力。
- 提高生命力到百分之一千。
- 提升意識達到最高點，清楚肥胖原因，覺知如何改變以達到健康。
- 打開和活化身體十二脈輪。

建議：多去公園赤腳走路接地氣，同時排除過多的能量。注意自己的飲食，要平衡且適度。

個案回饋1

主要訴求：金錢豐盛

親愛的 Rita，

謝謝你的協助！自從接受你的靈擺療癒之後，這一週幾乎將一些清理走得非常深入。我一直等到這兩天，才覺得能夠好好地在信件往來中跟你分享：

在接受你的靈擺療癒當天，早上到中午我非常難得的回去睡覺。難得到連我妹妹都問我怎麼了。這幾天我一直在面對「我覺得去達到一個目標」是很辛苦的這件事，包括要存錢，要縮減自己平常生活裡的某些項目。而這件事情的壓力，同時反映在我對於工作或生活轉動的「徒勞感」上。

在做靈擺療癒之前，我其實就有這樣的感覺，只是沒有辦法想得很清楚，覺得總是被很大的某種壓力壓著。做完靈擺療癒之後，我覺得有一些能量正在紓解，慢慢地在現實生活的思維裡解開。我配合花精和自己的靜心，藉著這個機會看得更清楚。

我發現自己之內有一個信念是「達成一個目標是很辛苦的」這樣的感覺。或者換句話說，我們要用很辛苦的方式，很努力地才能達成自己想要的目標。以前我就清理過我身上有著父母序位帶來的對貧窮的恐懼，以及我們的家庭在過去貧窮經驗裡辛苦奮鬥過的那些痕跡。這些過程都不太能讓人眞正完整而全然的相信「生命很豐盛」，即使我的頭腦和經驗都有過生命眞的很豐盛的足跡，但是回到貨幣（金錢）與隱含的社會經驗和過往能量，就不是那麼容易的事了。

宇宙眞的對我很好，讓我用非常多的方法和過程，去練習信任和眞正地得到豐盛。這一次，我看到內在殘餘信念的思維習慣：抵達一個想要的目標是需要錢的，而這個過程是辛苦的，這個辛苦還包括了那個目標議題當中，過去生命累積下來的一些感受與業力。當我看到這個內在信念的時候，多少有一點驚訝。因爲在日常生活的很多狀態裡，基本上我已經脫離了這樣的心態。這次的經驗讓我看到我把這個目標看得有多麼重，不僅失去了平常心，也看到裡面餘下的糾結信念。我去釋放這個信念（要很辛苦才能交換到想要的東西），修正它，並且練習不懷疑。我對自己做了一個不懷疑的承諾，允許宇宙和更大的流動在我的祈禱裡帶著我走，並且從信念的釋放中開始練習這個正向的承諾（去對峙自己在恐懼中懷疑的情緒慣性）。這份信念的練習，或許也是我在抵達目標的路上，必須要往自己內在練習的部分。

經過一些時間、甚至幾天之後，我徹底覺得我的心態正在違背我的初衷。意思是，當我選擇這樣的生活與工作方式，就是爲了一切的實踐不離初衷，這包括身體與心選擇的自由、包括順應生命、包括不讓自己做一個「只是付出時間去換取金錢」的人。但是現在我卻抱持著「我什麼錢都不能用，以交換讓我自己能夠達到未來的那個目標」這種心態，然後讓自己覺得很辛苦。我完全明白做一件事情之前所需的安忍，但是如何安忍也有自由，而非只是一味地壓抑。這個狀況完全不是平衡的安忍，而是我好像用一個很大的力氣在消耗與壓抑自己。集中能量這件事情做得太多，就會變成掌控，並且阻斷所有的流動。我在想，這幾個月我從身上感受到的某些停滯感，也跟這樣的感覺有關——畢竟我仍在內耗，一切行爲都奠基在「存錢」這個價值上做衡量。我覺得這並不完全適切。有出才會有進，金錢/豐盛能量是希望我過得好而愉快，而不是苦苦地折磨自己。

我看清這件事情，是在某一個深夜，忽然有很多的委屈與難過湧現。我也算是一個努力的人，卻連犒賞與讓自己輕鬆都做得太少。這麼辛苦，眞的是所有事情的本意嗎？不是吧？所以在某個夜晚，我終於決定放過自己，不再過度的壓抑，讓自己回到原本生活的態度，只是帶著更多的覺知和衡量，但是不再平白禁止自己用錢。去做想做的事情、去想去的地方，在一個限度的平衡內，都可以建立生活細緻面的品質。我開始重新允許這些事情發生，並且也讓自己看見，我真正想要的生活品質可以如何放鬆地讓它們回來。生命能去到哪裡就去到哪裡。我再一次地練習信任，並且更進一步地承諾這個信任，讓自己的心更堅定於對內在神性/生命的信任與依歸上，而不是任由自己頭腦裡的懷疑、掌控與想像去動搖各種事情，不斷地內耗，讓自己疲憊不堪。

我一向不習慣被照顧。但其實這一次讓我更加看懂其實我是想要被照顧的，也明白生命對我之好（這點我眞心明白），而我應該更開放自己讓祂來照顧我，包括我生命裡所遇見的各種緣分——我應當信任他們會照顧我，而不是再度把自己困住。這一直都是我的內在需要練習的課題。走過一個山頭有一個山谷、走過一個山谷有一個山頭。更多的平常心，更允許自己放鬆地去經驗，大概是這一週裡非常密集而且來來回回的歷程。

謝謝你協助清理關於豐盛課題的能量。我發現就算在與父母家族的能量和解並重新連結之後，我還是習慣性地認爲「應該只靠自己的力量去達到某些事情」，總是感到孤單，然後狠逼自己。獨立是根本的，但是如果太過度，就會切斷了我們與世界的連結，忘記了我們是彼此相連的。何不更輕鬆地去接受照顧呢？有時候讓別人照顧，是允許別人愛我。在這個過程裡面，我覺得內在舊有的慣性與過度的「自我」漸漸消融，從中我學習到了許多重要的功課。

非常謝謝你。

Love and Shanti

主要訴求：關係

親愛的 Rita，

謝謝你的遠距療癒。

因爲太有效了，一直想說有時間一定要寫一份詳細的回饋，也藉此機會讓自己記錄下這個過程。

大概在兩、三個禮拜前，我陷入嚴重的憂鬱，對於過去感情裡的相同創傷不斷地重複發生，還有對於學校人際關係的恐懼也被我自己放大到每天都活得很累、很辛苦，但又不得不維持正常生活和面對課業考試。那幾天我常常一個人大哭，但哭完後並沒有覺得比較好或有什麼改善。我還是一直執著於希望別人對我好，給我我想要的回應；若得不到，就開始質疑自己是不是眞的很差，不值得被好好對待，不值得被愛。

神奇的是，差不多在做遠距療癒的這個時間點（應該差不多吧，因爲就是在收到靈擺療癒結果報告的時間前沒多久），我突然開始想開了，把所有那些讓我執著的對象從聯絡名單中封鎖，對話也刪除。然後一個人好好的去唱歌（不知道爲什麼找到的歌好像也都是在鼓勵當下的自己），覺得整個人清爽舒服多了，然後隔天去學校，面對那些人，我再也不會被影響。我就是把目光放回自己身上，不再注意誰有沒有在注意我，或是很怕被別人注意。我覺得自在許多。

這一陣子那股憂鬱突然煙消雲散。昨天和朋友見面，她居然也陷在跟我那一陣子同樣的課題和執著裡。面對這一切，我也有力量把我的心路歷程跟朋友分享，我們聊完後，她也把對方封鎖並刪除了。

感覺眞的很棒。謝謝你們的愛！

非常有用。而且這股力量是能夠擴散出去療癒更多人的。

Daphne

個案回饋3

主要訴求：自我表達

親愛的Rita，

謝謝你！

公益捐款已匯款。藉此方式，我看見了有這麼多人默默地努力爲流浪狗付出。

近日的課題——焦慮的情緒，日趨明顯，但不同的是我已開始能跟它共處。昨日的大考，我第一次能安然地分配好時間，以及面對自己的課題。考前，我把太多時間都用在「逃避焦慮」，而忽略了自己的目標，無法想起當初的積極，自我跛足的行爲非常多。

現在，我能肯定自己爲學生們的努力，我沒有因爲考試而放棄他們，這是我的堅持，也是我應該做的事情。我肯定自己在考試上的進步，如果能把握應有的，將會更好。

最後還有身體上的疼痛，我會找時間去看醫生，釐清這個疼痛是生理上的，還是心理上的？

附上我養在學校的多肉植物，看著它們，可讓人心情明亮。

祝　平安健康

Melissa

個案回饋4

主要訴求：健康——皮膚問題

親愛的 Rita，

謝謝你！

上次你用靈擺療法爲我處理完祖先的事，我的皮膚狀況眞的很快就有改善，非常神奇！

雖然我也有服用西藥，不過昨天開始已停用西藥去看了中醫，改吃中藥補氣血。目前皮膚狀況非常好，很光滑，也沒有脫皮乾燥了，簡直是判若兩人。

不過今天洗完澡後，上背部和腳背起了小顆的疹子，這是之前沒出現過的狀況。

這兩週來我每天都睡很多，但黑眼圈還是很重，記性變得不太好，每天都像在夢遊一樣暈暈的，不知道是因爲之前服用西藥的關係，還是因爲貧血？

我想或許是在經歷某種轉換吧！

總之，眞的很感謝你的療癒！也謝謝Reno！

祝福你，也祝福Reno！

Teresa

【附錄6】

療癒報告完整表格

（個案姓名）的療癒報告
●日期：
●原始敘述：
●觀察所得的資料：

- 完成的療癒項目：
- 所需療程的次數：
- 有用的額外資訊：
- 結尾：
- 免責聲明：

【附錄7】靈擺指令索引

「財富」靈擺指令	
●提升財富接受力	89～90頁
●輕鬆接受財富	91頁
●把花錢轉變為賺錢	99頁
●避免交易風險	100頁
●以正當方式收回債務	101頁
●在法庭上受到保護	103頁

「自我表達」靈擺指令	
●提升生命力和生存意志	58～59、108、224、226頁
●強化脈輪，加強表達能力	109、111頁
●提升接受力	56、222頁
●提升意識	112、237頁
●提升創造力	113、232頁
●提升勇氣	118、228頁
●與業力相關的課題	114頁
●與愛、接納和寬恕相關的課題	116頁
●與工作、喜樂相關的課題	118～119頁

「關係」靈擺指令

● 與自己的關係	
✲ 愛自己	121～122、234～235頁
✲ 使破碎的靈魂復原	123～124頁
✲ 降低羞愧感	239～241頁
● 與他人的關係	
✲ 創造和諧的人際關係	125～126頁
✲ 寬恕他人	126頁
● 與孩童和青少年的關係	130～131頁
● 感情關係和家庭關係	132頁

●擺脫投射	134頁

「健康」靈擺指令

●療癒所有脈輪	96頁
●療癒特定脈輪	97頁
●與體重相關	187～189頁
●與糖尿病相關	193～194頁
●身心失調或昏迷	199頁

後記

「卸下時間的枷鎖，投入愛的懷抱吧！」

——詩人魯米

我真誠地希望這本書對你有所幫助，你可以使用這些技巧來改善你自己和其他人的生活。我也很樂意聽到你的寶貴意見和建設性的指教，請寄電子郵件：erichhunterhealing@gmail.com。

如果你有興趣了解更多資訊，請訪問我的網站：www.erichhunter.com。

感謝你閱讀我的書，並期待你圓滿轉出人生四大目標。

艾力克．杭特博士

國家圖書館出版品預行編目（CIP）資料

靈擺療法：召喚健康、金錢、親密關係、理想工作 / 艾力克・杭特 (Erich Hunter) 著；王慧芳譯. -- 二版. --
臺北市：橡實文化出版：大雁出版基地發行, 2023.04
面； 公分
譯 自：Pendulum healing : circling the square of life to improve health, wealth, relationships, and self-expression
ISBN 978-626-7085-86-8(平裝)

1.CST: 另類療法 2.CST: 能量 3.CST: 健康法

418.995 112001810

BC1051R

靈擺療法：
召喚健康、金錢、親密關係、理想工作
Pendulum Healing:
Circling The Square Of Life To Improve Health, Wealth, Relationships, And Self-Expression

本書作者不具執業醫師資格，書中內容僅供作輔助之用，無法取代專業醫師的建議與診斷。如果您對健康狀況有所疑慮，請諮詢專業醫師的協助。

作　　者　艾力克・杭特（Erich Hunter）博士
譯　　者　王慧芳（Rita）
責任編輯　田哲榮
協力編輯　劉芸蓁
封面設計　黃聖文
內頁構成　歐陽碧智
校　　對　蔡函廷

發 行 人　蘇拾平
總 編 輯　于芝峰
副總編輯　田哲榮
業務發行　王綬晨、邱紹溢、劉文雅
行銷企劃　陳詩婷
出　　版　橡實文化 ACORN Publishing
　　　　　地址：231030 新北市新店區北新路三段 207-3 號 5 樓
　　　　　電話：02-8913-1005　傳真：02-8913-1056
　　　　　網址：www.acornbooks.com.tw
　　　　　E-mail 信箱：acorn@andbooks.com.tw
發　　行　大雁出版基地
　　　　　地址：231030 新北市新店區北新路三段 207-3 號 5 樓
　　　　　電話：02-8913-1005　傳真：02-8913-1056
　　　　　讀者服務信箱：andbooks@andbooks.com.tw
　　　　　劃撥帳號：19983379　戶名：大雁文化事業股份有限公司

印　　刷　中原造像股份有限公司
二版一刷　2023 年 4 月
二版二刷　2024 年 6 月
定　　價　450 元
I S B N　978-626-7085-86-8